肺炎で死にたくなければ

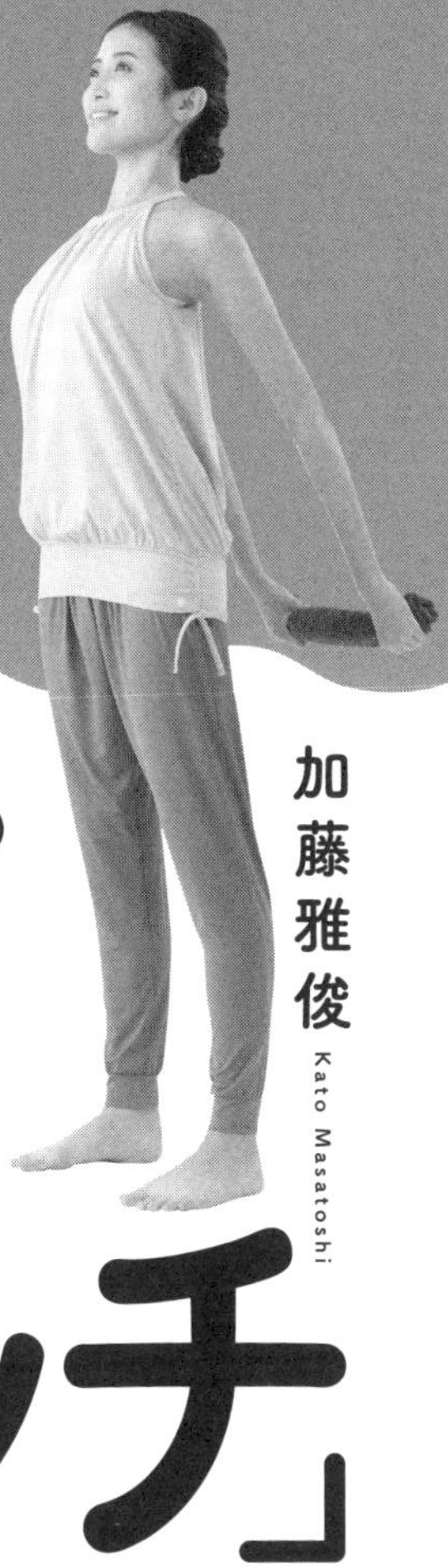

朝・夜1分の「肺ストレッチ」で肺を鍛えなさい！

加藤雅俊
Kato Masatoshi

P

はじめに

最近、私の周りでこんな声をよく聞きます。

「あまり外出しなくなった」
「家でテレビばかり見ている」
「この頃、急に太ってきた」
「人と会わなくなった」
「なんだか気持ちが沈むようになった」

もし、あなたもこんなふうに感じているとしたら、要注意。あなたの免疫力は、かなり低下してきている可能性があります。

免疫力低下は運動不足が原因です

日本中で、ウイルス感染防止のために、外出しないことを守って数カ月も家からほとんど出なかった方が多いのではないでしょうか。しかし、それを健康という側面から見ると、どうでしょうか？　それは実は、免疫力をどんどん低下させていたのです。

なぜなら、免疫低下の原因は、ほとんどが運動不足からきているからです。免疫低下はさまざまな病気を引き起こします。たとえ、新型コロナウイルスに感染しないとしても、これから生活習慣病にかかる人がどんどん増えるでしょう。

そしてコロナ禍が終息しても、今後、さらに未知のウイルスが出現するかもしれません。そうなったとき、あなたの免疫力が低下した状態では、あっという間に未知のウイルスに感染して、肺炎にかかってしまうかもしれません。

薬に頼っていては健康にはなれません

今後、新型のウイルスが次々に出現したとしても、ワクチンや治療薬もとても間に合わないでしょう。そうです、薬に頼ることはできないのです。結局は、自分で病気を治す、病気を予防する力を身につけていくのが、これからの時代を生き抜く方法です。

私は、かつて製薬会社に勤務していた頃から、薬で症状を緩和することも大事だが、もっと根本的なことから体を健康にする方法はないのだろうかと考え続けてきました。そこでたどり着いたのが、運動、東洋医学、食事療法などで本来人間が持っている「自分で治す力」を目覚めさせるということです。特に体を動かすことは、病気の予防や治療に有効であることを実感し、これまでの著書でも紹介してきました。

肺＋体全体の筋肉を鍛える「肺ストレッチ」

今回、本書で紹介するのが「肺ストレッチ」です。肺炎を予防するには、病気に負けない丈夫な肺に鍛える必要があります。それには、心肺機能を向上させ、肺のまわりの筋肉を柔軟にする必要があるのです。

ですから「肺ストレッチ」をしていくと、肺だけではなく、体全体の筋肉を鍛えることができるのもよいところです。全身の筋肉を鍛えていくことは、認知症予防にもなります。ゲームソフトを使った脳のトレーニングもありますが、実際に体を動かさなければ、認知症も予防できません。体と脳はつながっていますから、体を動かせば脳も自然に鍛えられます。そして、体を鍛えれば、ストレスに強い心身をつくることもできます。

「肺ストレッチ」を毎日の新しい生活習慣に！

本書では、朝・夜それぞれ、約1分の肺ストレッチを紹介しています。

朝は体を目覚めさせる動的肺ストレッチ、夜は睡眠前に体を整える静的肺ストレッチです。それにプラスして、体全体の筋肉を1回で刺激できる表・裏のストレッチを掲載しました。

動的肺ストレッチでは、イスも使いながら体幹を刺激していきます。簡単で覚えやすく、かつ飽きずにできる動きです。1から17までの動きを通して行なうと、およそ30秒です。しかし、30秒と侮るなかれ。今まで座りっぱなしだったり、ほとんど運動しなかったりという生活をしていた人には、少しキツイかもしれません。

しかし、少し息切れするぐらいの「ちょいハァ運動」（54ページ参照）が、肺機能にとてもよい刺激になるので、最低1セット、慣れてくれば数回のセットを行なってください。

自宅でも取り入れやすいように、「『ながら』肺ストレッチ（90ページ）」も紹介しています。テレビを観ながら、ソファに座りながらでもいいので、毎日行なってみてください。

あなたの筋肉が免疫力を向上し、病気を予防してくれます。薬や病院に頼りすぎず、どんなウイルスが出現しても「大丈夫！」と自信を持てるような体を、「肺ストレッチ」でつくっていきましょう。

今すぐ「肺ストレッチ」を、これからの時代の「新しい生活様式」に取り入れてください。

加藤雅俊

もくじ

肺炎で死にたくなければ朝・夜1分の「肺ストレッチ」で肺を鍛えなさい！

PART 1
免疫力は「肺ストレッチ」と「食事」で向上する！

PART 2 「肺炎」と「肺」について知りましょう

PART 3

免疫力が向上する！「肺ストレッチ」

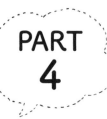

PART 4

免疫力が向上する！「新しい生活習慣」

装幀◎小口翔平＋須貝美咲（tobufune）
本文イラスト◎杉山美奈子
撮影◎宮下亜弥（七彩工房）
ヘアメイク◎福井乃理子（シードスタッフ）
スタイリング◎梅本亜里（シードスタッフ）
モデル◎中野優香（スペースクラフト）
衣装協力◎ suria　https://online.suria.jp/
本文組版◎朝田春未
編集協力◎円谷直子

PART 1

免疫力は「肺ストレッチ」と「食事」で向上する!

新型ウイルスの怖さ

新型コロナウイルス感染症が、私たちの生活様式をすっかり変えてしまいました。

新型コロナウイルスに感染しても、大半の人は一般的な風邪《かぜ》と同じような症状が出るだけで、そのまま治ってしまうようですが、厚生労働省の発表では、死者の8割以上を70代以上が占め、高齢者が重症化しやすい傾向がわかってきました。

ウイルスは感染を繰り返すことでパワーアップします

当初、「新型コロナウイルスはインフルエンザウイルスに比べると弱毒性だから、そんなに心配する必要はない」と言われていました。

コロナウイルス自体は、風邪を引き起こす原因ウイルスであると、以前から知られていたからです。

風邪にかかると鼻水、鼻づまり、喉《のど》の痛み、咳《せき》や痰《たん》が出るといったような症状が現れます。これらを「風邪症状」と言いますが、原因となる病原体はさまざまあり、その中に、以前からコロナウイルスもあったのです。

ではなぜ、これほど新型コロナウイルスが恐れられているのでしょうか？

ウイルスの怖さのひとつは、**人から人へ感染するごとに強くなっていく**ところです。新型コロナウイルス（COVID-19）は旧型に比べて感染力が強いのが特徴です。

ウイルスは人に感染すると、人の体内で増殖していきます。もちろん体のほうも抵抗するので、体内ではウイルスVS.人間の戦いが繰り広げられます。

そこで生き残ったウイルスが、次の人に感染していきます。人間の抗戦に負けなかったウイルスが感染していくので、5人目、6人目になると感染力が強くなったり、自分たちがさらに生き残れるように変異したりします。すると、重篤化する人が出て死亡することがあるのです。

もともとは「弱い」ウイルスでも、人から人へと感染するごとにどんどん強くなっていくことがある——これがウイルスの侮れないところです。

ワクチンや特効薬があればいいのか？

「でも、ワクチンが開発されれば、新型ウイルスだって怖くなくなるんじゃないですか？」なんて思っている方がいらっしゃるかもしれません。

しかし、よく考えてみてください。コロナウイルスに限らずさまざまなウイルスの新型は、この先、いついかなるときに出てくるか、誰にもわからないのです。季節性のインフルエンザでさえ、新型のものが次々と出現していますし、その年の流行型を予測することすら難しい現状です。

そもそもワクチンが使えるようになるのは、新型ウイルスの流行から、かなりの時間が経ったあとのことです。それまであなたは、家の中でジッと待ち続けますか？

新型ウイルスが出現するたび、ワクチンがないことに怯《おび》えながら暮らすのですか？

ウイルスの治療薬はありません

そもそも、**ウイルスの治療薬はありません。**それをつくるのは不可能なのです。

ウイルスは、形状もサイズも、遺伝子もタイプもそれぞれ異なるため、仮に1種類のウイルスにひとつの薬剤がつくられても、ウイルスは約3万種類存在します。また、ウイルスは人から人に感染する際、「変異」といって型を変えてしまいます。こうした性質を考えると、ウイルス治療薬の開発に手を出す製薬会社はないのです。報道を見ていると、「○○製薬会社で新薬を開発中」などと話題になりますが、それはあくまでも「抗ウイルス薬」であって治療薬ではありません。ウイルスがなんとか増殖しないように、ひたすら抗《あらが》うだけなのです。

また、仮に新型ウイルスのワクチンができたとしても、それを接種することでどのくらいしっかりとした抗体ができるのかは不明ですし、安全性の確保が非常に難しく、たとえば子宮頸《しきゅうけい》がんワクチンでは死者が出て、訴訟問題に発展したことは記憶に新しいと思います。

この先も当面は、**いつできるかわからない薬やワクチンに頼ることなく、自分の体を細菌やウイルスに抵抗できる体にしておく**しか、最善の策はなさそうです。

では、薬に頼らず自分の体で細菌やウイルスとどう戦っていくのか？——本書で、その方法をお伝えしていきます。

肺炎で死ぬか・死なないかは「免疫力の違い」

報道を見ていると、「同じウイルスに感染しているのに、人によってどうしてこんなに症状に差が出るの？」と疑問に思うことはありませんか？　感染すらしない人、感染しても知らずに治ってしまう人、熱が出て数日は学校や会社を休む人、そして残念なことに重篤《じゅうとく》な状況に陥ってしまう人……。新型コロナウイルスに限らず、ただの風邪でも、人によって症状の出方はさまざまです。

実はインフルエンザ感染症でも、重篤化して入院する人がたくさんいます。そして、残念ながら命を落としてしまう人もいます。たとえば2019年1～3月だけでも、インフルエンザ感染症で3000人以上の方が亡くなっています。これは、新型コロナウイルス感染症で亡くなった人よりも、はるかに多い数です。

新型コロナウイルスも同じです。軽症の人もいれば、亡くなる人もいます。新型コロナウイルスの場合、特に高齢者や基礎疾患のある人が重症化しています。それはつまり、どういうことなのでしょうか？

誰もが持っている「免疫力」

みなさんの周りにも、「風邪をひきやすい人」と「ひきにくい人」がいると思います。みなさん自身も、風邪をひきやすかったりひきにくかったりという傾向があると思います。行動の範囲が近ければ、温度も湿度も、ウイルスや細菌などの汚染の程度もそれほど変わらない環境にいるのに、症状に差が出てくるのは、一人ひとりの**「免疫力」**に違いがあるからです。

「免疫」については23ページで詳しく説明しますが、「体を守る力」である免疫の仕組みがうまく働いていれば「免疫力がある」「免疫力が高い」ということになり、反対に、うまく働かなければ「免疫力がない」「免疫力が低い」ということになって、感染症や病気に苦しめられることになるのです。

「免疫力」は、私たち人類が進化の過程で身につけてきた能力であり、誰もが生まれながらに身につけているものです。食生活の変化や運動不足、過度のストレスなどの要因により免疫力に差が出てくるのなら、自分がどこを改善すれば免疫力が高くなるのかを知るしかありません。

「細菌」と「ウイルス」は違う

「免疫」について理解する前に、「そもそもウイルスって何？」って思っていませんか？　大丈夫です。ほとんどの方が「ウイルス」と「細菌」の違いを理解できていません。まずは、マスクの誤解を解くことから始めましょう。

ウイルスはマスクでは防げない?!

細菌は約1㎛（マイクロメートル＝1㎜の1／1000）、ウイルスはさらにその1／10のサイズで、インフルエンザウイルスの大きさは0・1㎛と、非常に小さいのです。

マスクの繊維の隙間はウイルスの50倍もあることから、ウイルスの侵入を防ぐことはできません。あくまでも咳やくしゃみの際の飛沫防止のためとご理解ください。

なお、医療用のN95マスクでも、細菌など微生物を含む外気から人を守るためのものので、医療用マスクでさえウイルスの侵入を防げるものではありません。

ウイルスは「生物」ではありません

細菌とウイルスの最大の違い、それは、細菌は「生物」であり、ウイルスは「生物ではない」ということです。ウイルスは細菌のような細胞の構造を持たず、遺伝物質（DNA・RNA）と、それを覆う殻や膜でできたシンプルな構造をしているのです。

「自力で増殖できる」「自力でエネルギーを生み出せる」などを「生物の要件」とすれば、ウイルスは自力で増殖できず、エネルギーも生み出せません。

ですから、ウイルスは仲間を増やすために人間の細胞内に入り込み、自分のコピーをつくり出して増殖していきます。これがいわゆる「感染」です。

細菌やウイルスの大きさ

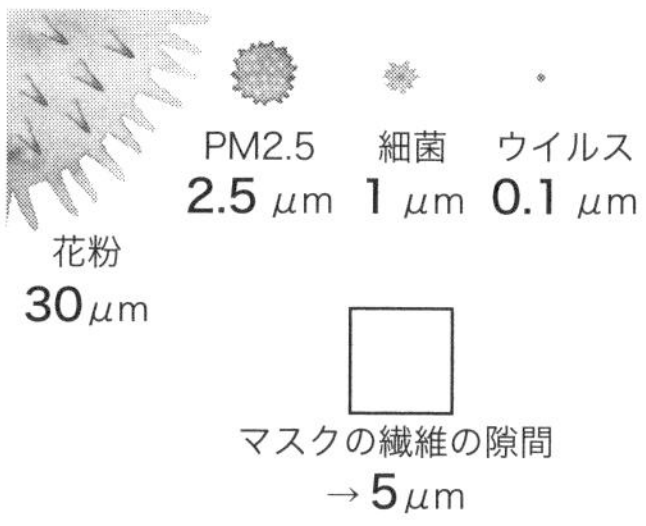

細菌とウイルスの違い

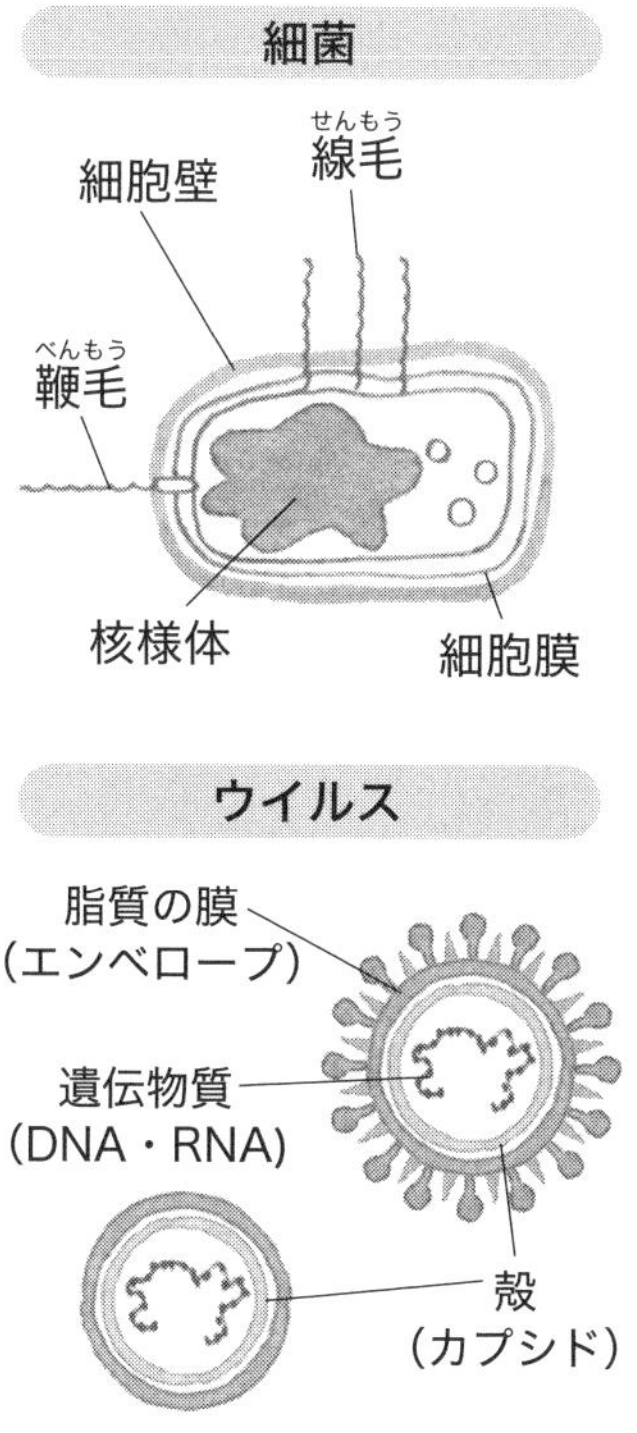

「感染」とはウイルスが細胞を乗っ取ること

では次に、ウイルスがどのように私たちの体に侵入し、体に悪い影響を及ぼすのか――「感染」について理解しておきましょう。

先に説明した通り、ウイルスは自力では増殖できないので、私たちの体に入り込んで、細胞の中にあるたんぱく質などの材料を利用して自分のコピーを大量に増やし、細胞を支配していきます。

ウイルスに侵入された細胞は正常に機能できなくなり、死んでしまいます。細胞が死ぬと、細胞から新しいウイルスが放出されて次の細胞に侵入し、細胞を壊しながらさらに増えていくのです。

そして、ウイルスによってどんどん細胞が乗っ取られていくと、傷ついた細胞が増えることで、「炎症」という症状が引き起こされます。

インフルエンザで咳《せき》などの症状が出るのは、鼻や気道の細胞がインフルエンザウイルスに感染したことを教えてくれているのです。

2段構えで守られている

ウイルスの侵入や細胞の破壊を易々《やすやす》と許していては、私たち人類の種《しゅ》としての存続は望めません。そこで私たち人間には、感染や増殖を防ぐための強力な防御システムが備わっています。それが「免疫」です。

人間の防御システムのスゴイところは、2段構えで守っているところです。

第1段階は、私たちが生まれつき身につけている**「自然免疫」**が担当します。体の中では常にパトロール隊が監視し、細菌やウイルスなどの異物の侵入、また、がん細胞などの発生がないかをチェックしていて、それらを発見すると、すぐに攻撃して排除しています。第1防御システムが突破された場合、次に二度と突破されないように病原菌を覚え、攻撃します。これが第2のシステムである**「獲得免疫」**です。

たとえば、私たちは一度「はしか」にかかると、原因となるウイルスに対する免疫を獲得するので、それ以降、再びはしかにかかることは、基本的にはありません。この仕組みを利用したのが、ワクチンによる予防接種なのです。

2つの免疫の働き

第1防御システム「自然免疫」

まず、体内に病原体が侵入すると、最前線で働くのが「自然免疫」です。

白血球の仲間である「マクロファージ」と「好中球」が、病原体を飲みこみます。

もしそこで、病原体に感染した細胞を見つければ、「ＮＫ細胞」が直接攻撃し、破壊します。

第2防御システム「獲得免疫」

それでも、突破されてしまったら……。

2番目の強力な防御システムがあるので安心です。「自然免疫」が警察のレベルだとするなら、「獲得免疫」は軍隊のレベルだからです。

もし、病原体が第1防御システム（自然免疫）を突破したら、マクロファージが病原体の特徴を「獲得免疫」の司令塔である「リンパ球」に知らせます。情報を受け取ったリンパ球は、周囲の「免疫細胞」に協力要請を出して、大勢で病原菌を攻撃します。

病原体が多く侵入してきたり、感染した病原体が増殖したりした場合には、一挙にカタをつけるため、「抗体」というミサイルを放出し、攻撃を開始します。

抗体をつくる免疫細胞は記憶もしており、同じ病原体の2回目以降の侵入に備えています。

私たちの体に害を及ぼすのは、外から侵入してくるものばかりではありません。たとえば、体内で無限に増える「がん細胞」があります。細胞ががん化していないかをパトロールしているのが「NK細胞」で、発見するとただちに攻撃してくれます。

白血球が異物を排除する

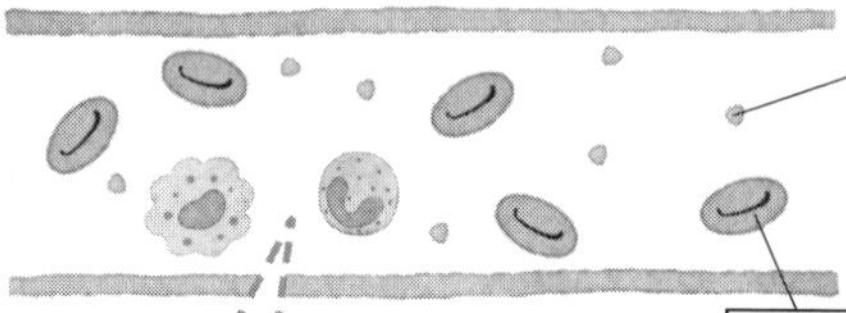

血小板 血液を固める

血液中には、赤血球と血小板、白血球という細胞がある。

赤血球 全身に酸素を運ぶ

白血球 体内の異物（細菌やウイルス）を排除する

マクロファージ

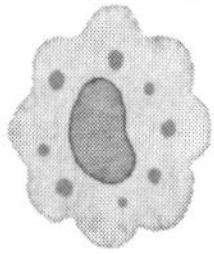

白血球全体のうち約5%存在する。すべての白血球の原型とされる。

好中球

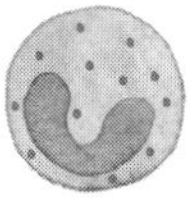

体に侵入した細菌などを細胞内に取り込んで退治する。

リンパ球

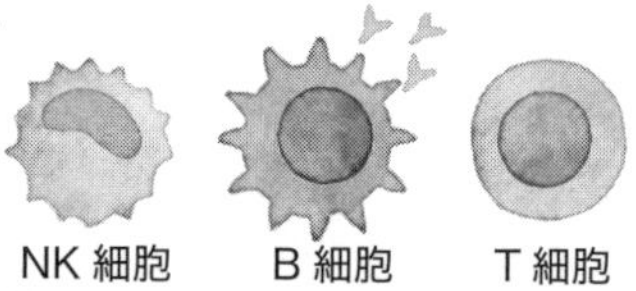

平常時は白血球の約35%を占めており、リンパ球の中にもさまざまな種類がある。

マクロファージと好中球は異物をただちに攻撃する

体の外から細菌などの異物が侵入する

体内では

細菌などの異物が侵入すると、まずマクロファージが異常に気づき、好中球が退治に駆けつける。

①異物を発見
マクロファージが異物の侵入に気づく

③抗原提示
ヘルパーT細胞に異物（抗原）の情報を伝える

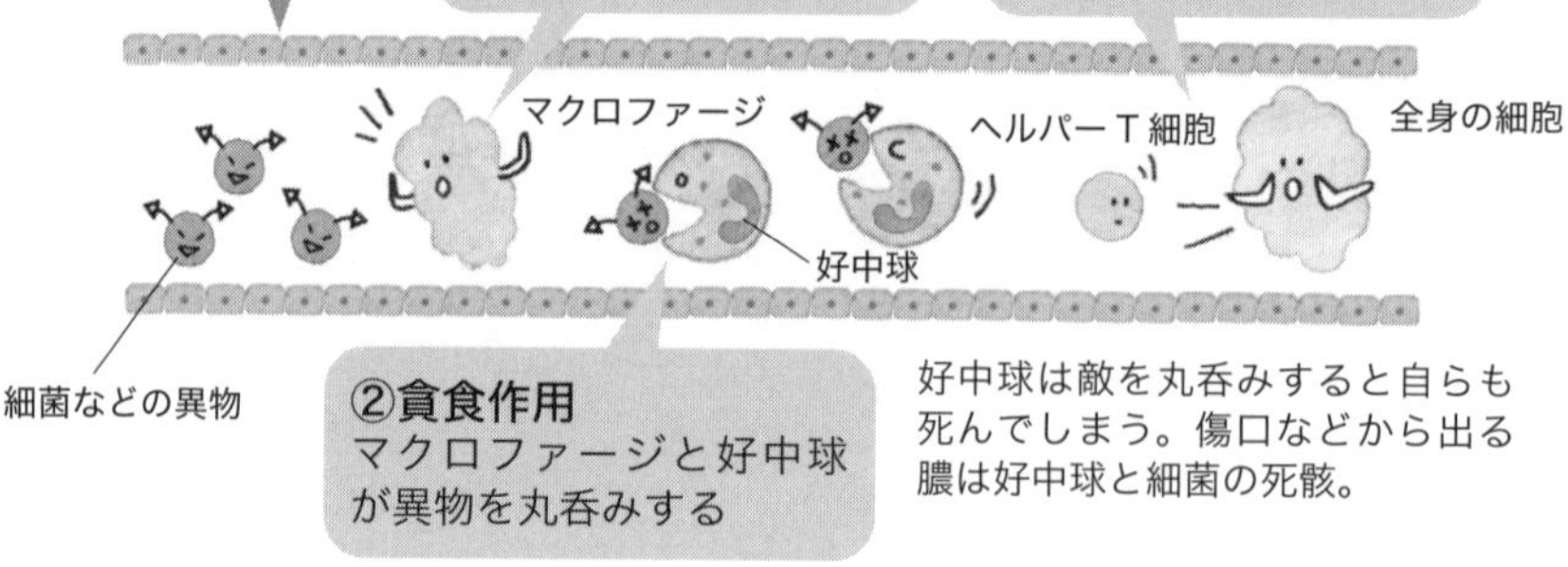

②貪食作用
マクロファージと好中球が異物を丸呑みする

好中球は敵を丸呑みすると自らも死んでしまう。傷口などから出る膿は好中球と細菌の死骸。

数種類のリンパ球が連携して働く

①抗原提示
ヘルパーＴ細胞がマクロファージからウイルス（抗原）の情報を受け取り、キラーＴ細胞とＢ細胞に伝える

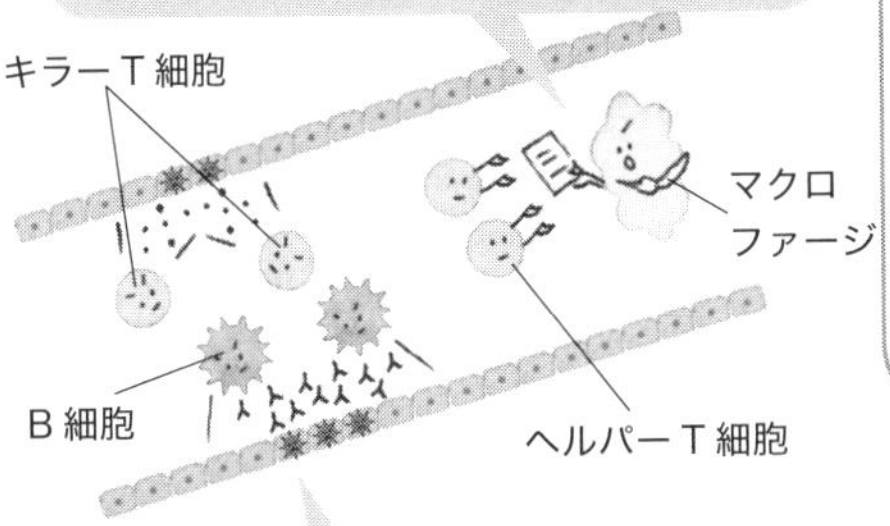

微小なウイルスなどの異物が侵入する

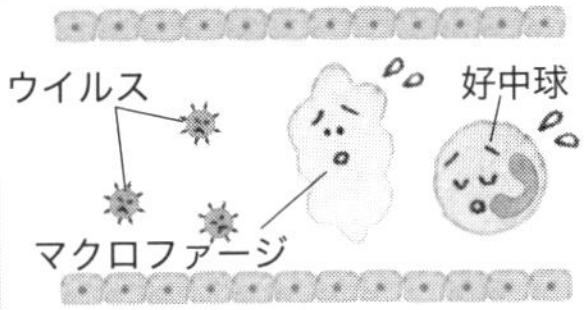

細菌よりさらに小さい微小なウイルスや花粉、ダニなどは、マクロファージや好中球は食べにくい。

体内では

②外敵を攻撃
キラーＴ細胞とＢ細胞が分担してウイルスなどの感染した細胞を退治する

外敵の情報を伝えるヘルパーＴ細胞や、攻撃を担当するＢ細胞などが連携して、ウイルスを退治する。ウイルスの情報は記憶しておき、２回目は発症させない。

がん化した細胞がないかパトロールしている

全身の細胞には、MHCという自分だけの目印がある。細胞ががん化するとこの目印が変わってしまうため、それを頼りにNK細胞が異常に気づくことができる。

NK細胞が細胞の目印を頼りに、異常な細胞がないかをチェックする

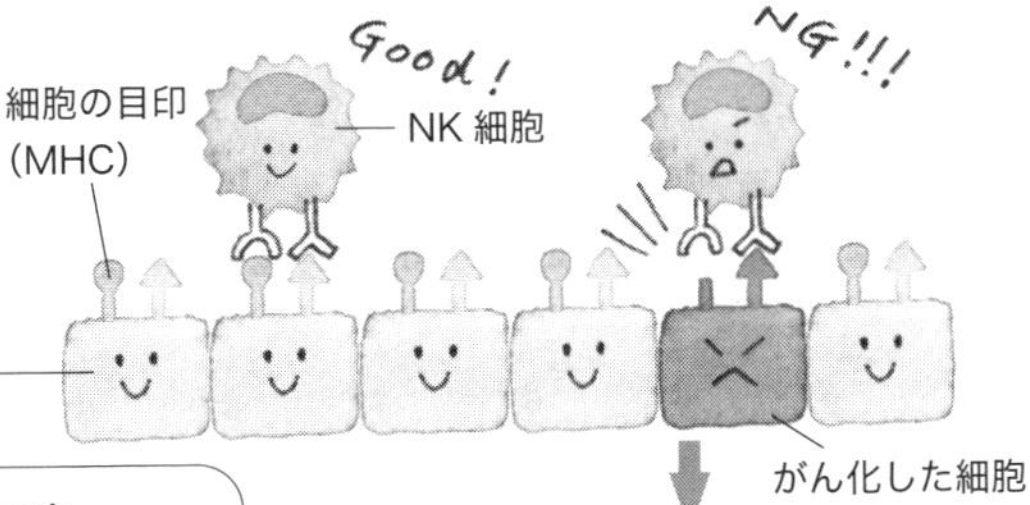
Good!
NG!!!
細胞の目印
(MHC)
NK細胞
健康な細胞
がん化した細胞

異常のある細胞に、細胞を殺す働きのあるたんぱく質を振りかける

がんの発症を防ぐ

ポイント!
がん細胞は誰にでも毎日生まれている

「がん」というと、命を脅かす怖いイメージがありますが、実は誰の体内でもがん細胞は毎日生まれています。ただし、免疫システムがしっかりと働いていれば、それらは増殖しません。

免疫力が「高い」「低い」って？

ここまで、「免疫」の基本的な内容について見てきましたが、今こそ「免疫力」が大事な時代はないのかもしれません。

19ページでも触れましたが、一般に「免疫力が高い」と言われるのは、先に説明した免疫細胞による細菌やウイルスを排除する働きが、適正に機能している状態を指します。反対に、適正に機能していなければ、「免疫力が低い」という表現になり、また、機能が低下した免疫機能を回復する、あるいは、さらに高めていくことを指して、「免疫力を向上する」と表現しているのです。

なお、免疫力は高すぎても低すぎてもよくありません。低すぎると細菌やウイルスの侵入を見逃すだけでなく、病原体に体を乗っ取られ、命が脅かされてしまいます。

一方、高すぎると、攻撃しなくてもいいものにまで過剰に反応し、攻撃してしまいます。アレルギー疾患や自己免疫疾患と呼ばれる状態です。免疫力を低すぎず、高すぎず、上手に発揮するために役に立つのが、本書で紹介する**「肺ストレッチ」**です。

現代人は免疫力が低下している?!

病気の原因は、外部からやってくるものばかりではありません。体の中にもすでに細菌やウイルスなどの「病気のもと」になるものが存在しています。

たとえば帯状《たいじょう》疱疹《ほうしん》は、子どもの頃に一度、水疱瘡《みずぼうそう》に感染したときのウイルスが体にずっと潜伏していて、過労やストレスなど、なんらかの理由で免疫力が低下すると、潜んでいたウイルスが再び活動を始め、症状が出てくるものです。

また、がんも外部からやってくるものではなく、自分の体にあるものです。細胞分裂の際に、異常な細胞が増殖してしまうのががん細胞です。がん細胞は、健康な人の体にも、毎日いくつもできています。それが異常に増殖しないよう見張っているのが、リンパ球の仲間である「ＮＫ細胞」であることは、先に説明した通りです。

免疫機能がしっかりと働いてさえいれば、病気の発症を抑えることができるわけですから、「感染しないためにはどうすればいいか?」「感染してしまったらどうする?」といったことに戦々《せんせん》恐々《きょうきょう》とするのではなく、**本来私たちに備わっている力＝**

免疫力をいかに発揮し、あらゆるウイルスや細菌、病気に負けない体づくりをして、外敵に備える体をいかにつくるかを考えたほうが、よいのではないでしょうか。

「便利さ」が免疫低下を招いている?!

ところが困ったことに、現代人の免疫力は、どんどん低下しています。

昔に比べて私たちは、どれだけ体を動かさなくなったでしょうか。たとえば江戸時代であれば、どこへ行くにも歩くほかに手段はありませんでしたが、今では航空機や鉄道、自動車などの交通機関が発達し、とても便利になりました。

「便利さ」はいいことなのですが、それにより、人は体を動かさなくてもよくなりました。しかしそれが原因で、私たちの筋力は衰え、代謝（必要な物質と不要な物質を入れ替えること）も悪くなっています。代謝が悪くなると内臓器官の働きが低下して血行が悪くなり、体が冷えます。近年は体温が35℃台の人が多くなっています。35℃というのは、実はがん細胞が好む温度。免疫力が完全に低下している状態です。

免疫機能にはリンパ球の働きが重要ですが、低体温だとリンパ球の活動も鈍くなります。文明は高度に進化しても、体は逆に、深刻に退化していると言えるのです。

あなたの免疫力をチェックしてみましょう

- □風邪をひきやすい
- □風邪をひくとなかなか治らない
- □口内炎がよくできる
- □便秘や下痢がよく起こる
- □冷え性だ
- □湯船に浸からずシャワーで済ませることが多い
- □深夜まで起きていることが多い
- □寝つきがよくない
- □朝食は食べない
- □市販の惣菜をよく食べる
- □栄養バランスには気を遣わない
- □食事にあまり興味がない
- □外出をあまりしない
- □無趣味だ
- □几帳面・真面目だ
- □家族や友人と過ごすより一人が気楽だ
- □他人にどう思われているかが気になる
- □ちょっとしたことで落ち込みやすい
- □いつもストレスを感じている
- □言いたいことを言えないことが多い
- □大笑いすることはめったにない

当てはまる項目にチェックを入れましょう。
1つでも該当すれば免疫力が下がりはじめています。
3つ以上該当すればすでに免疫力が下がっていることが懸念されます。
「肺ストレッチ」や新しい生活習慣をすぐに始めましょう。

「新しい生活様式」に合わせた「免疫力」の向上

いま、**「新しい生活様式」**というものが求められています。「でも、それは主に働き方のことであって、私には関係ない」とおっしゃる方も多いかもしれません。

新しい生活様式は、ビジネスだけのものではありません。私たち一人ひとりの暮らしと、それを支える生活習慣にも、今、新しい様式が求められていると、私は考えています。

私たちの健康にとっての「新しい生活様式」とは、薬に頼ることなく、自分の力で病気やケガに対処し、乗り越えていくための**「免疫力の向上」**こそが、それに当たると考えています。

「ウイルスに負けない」「肺炎で死なない」ための免疫力を身につける方法は、本書で紹介する「肺ストレッチ」（PART3）と「食事を中心とした生活習慣の改善」（PART4）です。特に肺ストレッチは、ウイルスを退治するリンパ球の機能にもアプローチしますから、効果はテキメンです。

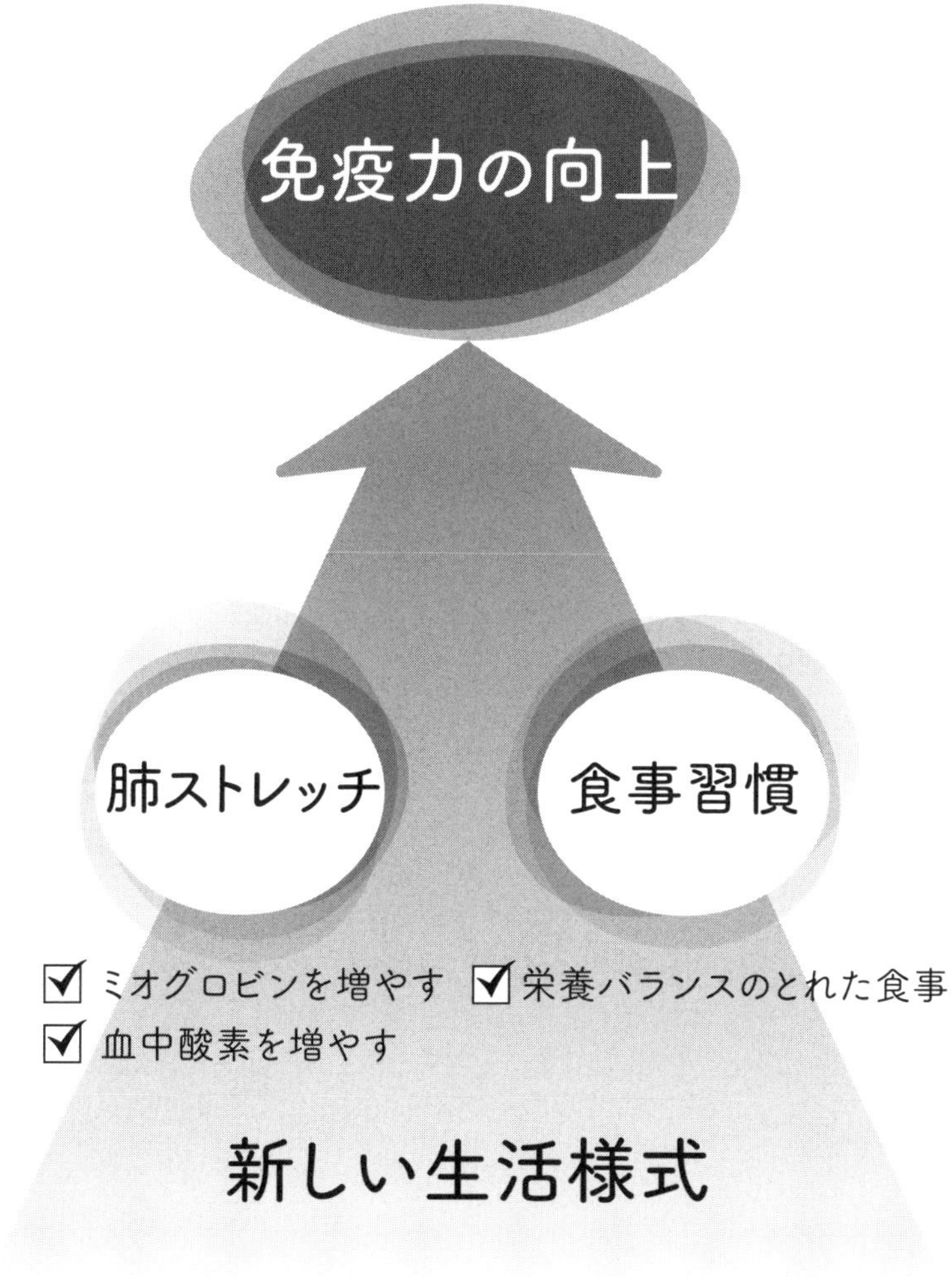
免疫力の向上
肺ストレッチ
食事習慣
☑ ミオグロビンを増やす
☑ 血中酸素を増やす
☑ 栄養バランスのとれた食事
新しい生活様式

「肺ストレッチ」で血中酸素を増やす

新型コロナウイルス感染症だけでなく、インフルエンザ感染症においても、「肺炎」が重篤化して命を脅かす症例が後を絶たないことから、今、「肺」に注目が集まっています。

肺はまさに、免疫力の向上に欠かせない、大切な臓器です。しっかりと呼吸をすること、また、肺の周囲と全身の「深層筋《しんそうきん》」にアプローチして活性化することで、**「ミオグロビン」**というたんぱく質を増やし、血中酸素を増やすための方法が、「肺ストレッチ」です。

肺ストレッチを行ない、酸素を体のすみずみまで行き渡らせることが、免疫力を上げることにつながります。また、肺ストレッチには「リンパストレッチ」の要素も含まれているので、ウイルスを退治するリンパ球の働きを活性化させることも期待できます。ミオグロビンと血中酸素を増やし、リンパ球をはじめとする免疫機能が強化されれば、「本物の免疫力」はまさに、あなたのものとなります。

栄養バランスのとれた食事で免疫力向上

ウイルス感染症から肺炎を併発し、残念ながら命を落としてしまう人のほとんどが、免疫力の低下している75歳以降の高齢者です。

高齢者はどうしても動くことが少なくなり、運動も難しくなります。また、少食の人が多いのも特徴で、特にたんぱく質が不足しがちです。

中高年以降の「元気のバロメーター」は、「食べること」です。体が元気だと、食欲がわきますよね。「油っこいものをたべてもへっちゃら」「お肉が大好き」というのは、元気があってこそのものです。

反対に「最近、油っこいものは苦手」「肉を食べたいと、以前より思わなくなってきた」というのは、実は「老化のサイン」。私たちは毎日、体の修復に必要な材料を欲しているので、食欲や食べる量が低下してきたというのは、再生する細胞が少なくなっている証拠なのです。

よく食べるし、よく話す。頭の回転も速い――そういう方たちは免疫力が高く、80

歳をすぎても旅行したり、外出も多く、充実した趣味を持っていたりすることが多いものです。

逆に「体調、大丈夫ですか?」「どこか具合でも……」と声をかけたくなるような人は、総じて食べる量が少ないものです。

肉も油も摂らないし、話し方にも元気がなく、姿勢も悪くなりがち。目力《めぢから》も声のハリもなく、表情に輝きがありません。「あ、この人、免疫力が低下しているかも」というのは、見た目からもわかってしまいます。

免疫力の向上にはアミノ酸が欠かせません

「人間の体はアミノ酸でできている」と言っても過言ではありません。ですから、食事で摂るアミノ酸は、生きていく上で欠かせない栄養素です。

筋肉や髪の毛、爪、皮膚、さらには血液、ホルモン、免疫細胞などもすべてたんぱく質、つまりアミノ酸でできています。私たちの体は、アミノ酸がなくては生きていけません。しかし、アミノ酸は糖質や脂質のように体に貯蔵することができないので、毎日食事から摂るしかありません。食事についてはPART4で詳しく説明します。

薬に頼らない体、病気に負けない体をつくる

人間には「免疫」というよくできた仕組みがあり、それがきちんと機能していれば、病気を寄せつけず、自分で治す力があるということが、わかってきたと思います。

たとえば、風邪をひくと「病院に行ったほうがいい」「市販より病院の薬のほうが効く」と言われます。しかし医師はこう思っています、「風邪は薬では治らない」と。

たしかに風邪は数日で治りますが、それは薬ではなく自分の免疫力で治したのです。そうであればなぜ、医師は風邪の患者さんに薬を処方するのでしょうか? それは、根本的なウイルス対策がないので、「対症療法」で患者さんを納得させているにすぎないのです。

ところが体にとっては、薬が邪魔をしている場合があります。たとえば解熱剤ですが、体温のコントロールがまだできない子どもへの使用以外は、ほとんど必要がありません。体は体温を上げて外部からのウイルスや細菌と戦おうとしているのに、そこに解熱剤を投与することは、体にとってみれば「余計なこと」をしているわけです。

たしかに薬は、痛みやかゆみを簡単にとってくれます。がまんするのがつらいことも時にはありますが、だからといって安易に薬に頼るのはおすすめできません。

では、なぜ体は体温を上げたり、痛み、かゆみを出したりしているのでしょうか？それは、体があなたにサインを出して、何かを知らせようとしているからです。

体が一所懸命に伝えようとしているのに、薬でそれを消してしまうと、そのうち、そのサインすら感じなくなってしまいます。体が伝えようとしていることが、のちに重篤な病気になってしまうことの警告だったとすれば、大変です。

先にも述べましたが、ウイルス治療薬は存在しません。そうなるとやはり、**自分自身で免疫力を高めて病気に打ち勝つ**しかありません。たとえ細菌やウイルスが体に入ってきても、免疫力が適切に機能していれば、発症には至りません。

感染したことすらわからないぐらいに、**免疫力がしっかり機能する体づくり**をしておくことが、今、求められているのだと思います。

そのためには、筋肉や細胞を形成するために必要なたんぱく質や糖質などの栄養素をしっかり摂るとともに、「肺ストレッチ」で肺本来の機能を取り戻し、活性化していくことが大切です。

PART 2

「肺炎」と「肺」について知りましょう

肺炎とはどんな病気？

新型コロナウイルス感染症だけでなく、インフルエンザ感染症においても、「肺炎」が重篤化して命を脅かす症例が後を絶ちません。このパートではまず、肺炎について理解していきましょう。

肺炎とは、細菌（ブドウ球菌、肺炎球菌など）やウイルス（インフルエンザウイルスやアデノウイルスなど）が原因となって、**肺に炎症を起こす病気**です。

日本人の死因では、がん、心疾患、老衰、脳血管疾患に続いて、肺炎が第5位となっています（２０１９年）。年齢別では、70歳以上から肺炎による死亡率が上昇することから、高齢者など、免疫力が低下している人がかかりやすい病気と言えます。

肺炎と風邪は別物です

よく、「風邪《かぜ》をこじらせて肺炎になって入院する」という話を聞きますが、肺炎と風邪は、どう違うのでしょうか？

肺炎と風邪の違い

	肺炎	風邪
感染部位	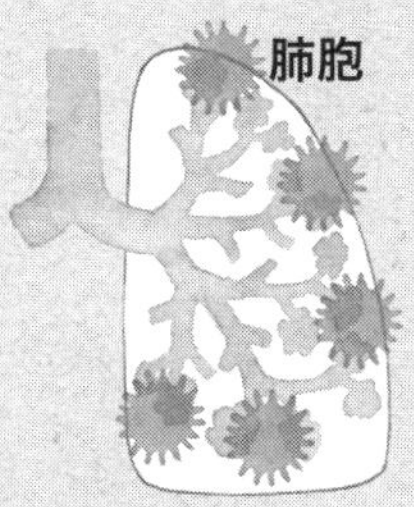 肺・肺胞	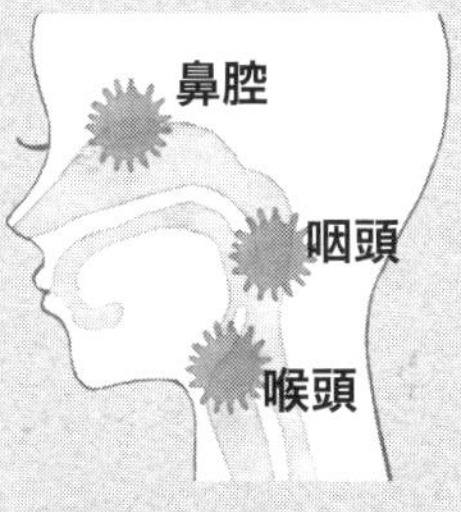 鼻腔・咽頭・喉頭
典型的な症状	**発熱（多くは38℃以上の高熱） 咳 痰（黄色や緑色）* 息切れ 胸の痛みなど** ＊肺炎球菌感染症では赤褐色（鉄錆色）の痰が見られることがある。	**発熱 咳 痰 鼻水 鼻づまり くしゃみ 喉の痛み 頭痛 倦怠感など**
入院の必要	重症の場合は入院が必要	ほとんどの場合は自然治癒
原因となるもの	**細菌：**肺炎球菌 黄色ブドウ球菌 **ウイルス：**インフルエンザウイルス ライノウイルス RS ウイルス パラインフルエンザウイルス コロナウイルスなど	**ウイルス*(200種類以上)：**ライノウイルス コロナウイルス RS ウイルス パラインフルエンザウイルス アデノウイルスなど ＊ウイルスが原因であることがほとんどだが、細菌が原因となることもある。

そもそも「風邪」というのは、病名ではありません。「風邪症候群」という体に現れる「症状」のことで、一般的には、上気道（鼻腔《びくう》から咽頭《いんとう》、喉頭《こうとう》まで）に現れる鼻水や鼻づまり、喉《のど》の痛み、咳《せき》や痰《たん》などの症状を指し、ライノウイルス、アデノウイルスなどのウイルス感染が原因です。数種あるコロナウイルスも、以前から風邪の原因ウイルスとして知られています。

風邪と肺炎の違いは、**「どこで炎症が起きているか」**にあります。

風邪は上気道の炎症ですが、細菌やウイルスが下気道（気管から気管支、肺）に侵入して最終的に肺に炎症が及ぶ症状を肺炎と呼びます。

さらに肺炎の中でも原因物質によって症状が異なりますが、高熱、咳、痰、呼吸困難、胸痛、悪寒《おかん》、頭痛などの症状が出ます。

新型コロナウイルスでは、初期には風邪の症状が出て、それが5〜7日程度で急速に重篤化すると、肺炎に至るようです。

肺炎は「肺胞《はいほう》」に炎症が起こるため、「ガス交換」（50ページ参照）の機能が低下してしまいます。そのため、呼吸困難などを引き起こしてしまえば、酸素吸入などの措置が必要となり、場合によっては人工呼吸器などが導入されることもあります。

「肺の生活習慣病」に注意

加齢とともに、肺の機能は衰えてきます。特に40代以降に見られる肺の機能低下が、慢性閉塞性肺疾患《まんせいへいそくせいはいしっかん》（ＣＯＰＤ：chronic obstructive pulmonary disease）です。昨今急速に注目を集めており、「肺の生活習慣病」と呼ばれています。

今までは、空気の通り道である気道で炎症が起これば「慢性気管支炎」で、酸素を取り込む肺胞に炎症が起こると「肺気腫《はいきしゅ》」と分けられていたものを、まとめてＣＯＰＤと呼ぶようになりました。

喫煙者の15～20％が発症すると言われ、40歳以上の人口の５００万人以上が、潜在的な患者であると言われています。

「生活習慣病」と呼ばれるくらいなので、初期の段階でＣＯＰＤに気づくのはなかなか難しく、自覚症状がないまま少しずつ進行していきます。

喫煙歴があり、体を動かしているときに息切れを感じる、慢性的な咳や痰などの特徴的な症状が出ている人は、ＣＯＰＤを疑ったほうがよいかもしれません。

また、「肺の衰え」にウイルス感染症がきっかけとなって、COPDの症状が急激に悪化することがあるのです。

一度壊れた肺の機能は再生しません!

COPDの初期には、風邪でもないのに咳や痰が出て、そのうちにちょっとした動作で息切れや息苦しさを感じるようになります。そしてさらに進行すると頻繁に呼吸困難に陥るようになり、日常生活に支障をきたすようになります。どこへ行くにも常に酸素吸入の機材を携行しなければならなくなり、酸素吸入用のチューブを鼻に挿入したまま生活しなければならなくなります。

肺はとてもデリケートな構造をしているため、一度壊してしまうと完全に復元するのは不可能です。**いったん破壊された肺胞は再生せず**、その部分の肺機能は回復しません。また、傷ついた箇所は細菌やウイルスに狙われやすくなり、肺炎のリスクも高まります。

一度失ってしまった部分の肺機能は回復しないので、今から「肺ストレッチ」を行ない、肺の機能を強化して、一生「元気な肺」を維持しましょう。

こんな症状がCOPDかもしれません

息切れがする

以前と比べて、階段の上り下りや坂道がつらくなっていませんか？

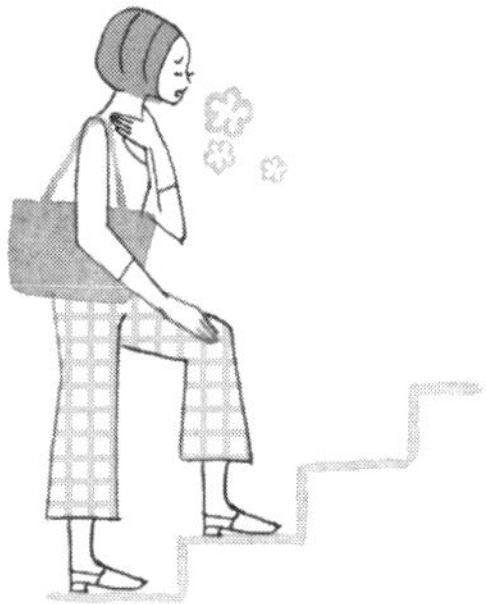

咳や痰が続く

風邪が治っても、咳や痰が長く続いていませんか？

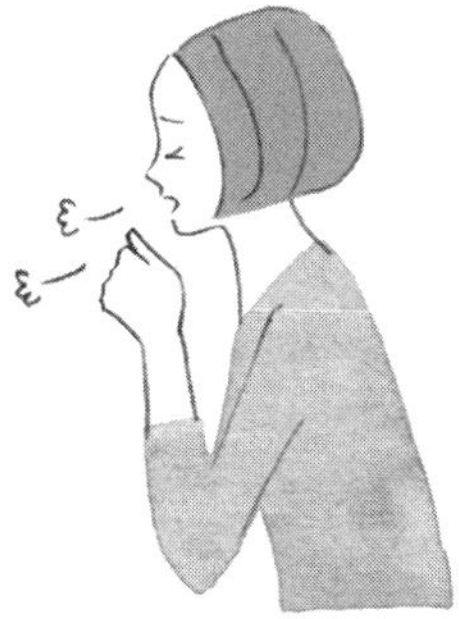

動くとドキドキするときがある

運動後になかなか動悸が収まらなかったり、ちょっと動いただけでドキドキしたりしませんか？

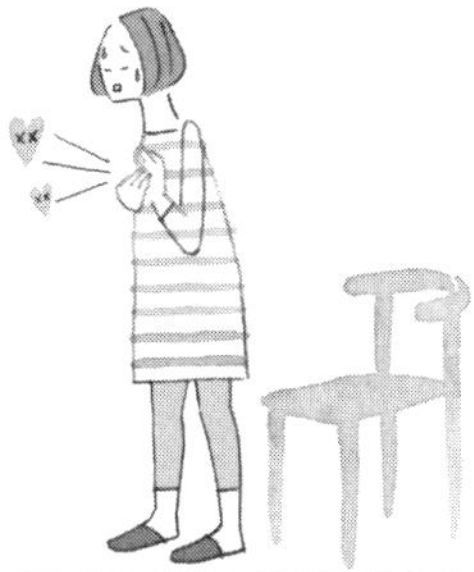

風邪をひきやすい

「最近、風邪をひきやすくなった」と感じていませんか？

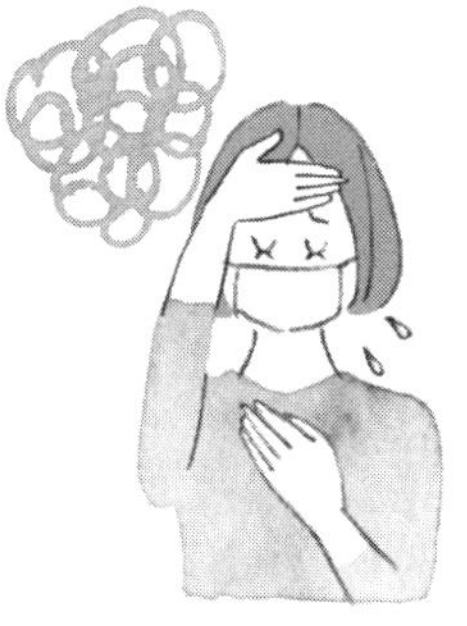

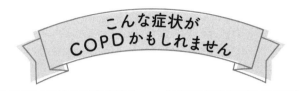

「肺の老化度」をチェック

呼吸機能は、20歳前後をピークに低下していくと言われています。特に40代以降は、さらなる呼吸機能の低下に注意が必要なのです。

自分の「肺の老化度」を知りましょう

みなさんの呼吸機能の現状を知るために、「肺の老化度」をチェックしておきましょう。また、同性・同世代と比較して、自分の呼吸機能がどの程度であるかを確認するのもひとつの手です。ぜひ、肺の健康意識を高めて、呼吸器疾患の早期発見にご活用ください。

特に、あまり屋外に出ない、あるいは、まったく運動をしないという人は要注意です。たとえば、次ページに挙げる項目に3つ以上当てはまるようなら、あなたの肺はかなり衰えています。ぜひ、チェックしてみてください。

肺の老化度チェック！

- □階段を上ったときにキツイと感じるだけでなく、息切れするようになった。
- □同世代の人と歩くと、少し遅れるようになってきた。
- □以前から朝方に咳や痰が出やすい。
- □キッチンや玄関など、家のさまざまな場所にイスが置いてあり、いつでも座れるようにしている。
- □エスカレーターやエレベーターを利用することが多い。
- □タクシーを利用することが多い。
- □公共交通機関の車内で、席が空いていれば必ず座る。
- □外出がおっくうだ。
- □できるだけ体を動かしたくない。
- □体型を整えるために、きつめの下着をつけている。

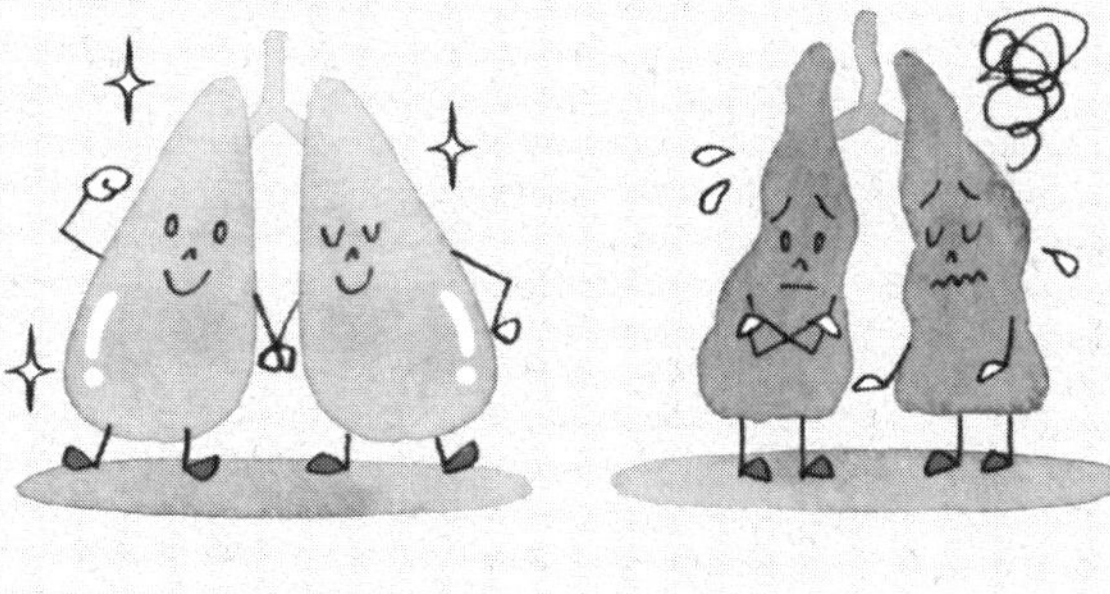

血液に酸素を供給するのが「肺」の仕事

「肺炎」について理解したところで、今度は「肺」について見ていきましょう。

免疫力の向上には、あとで詳しく説明しますが、「血液と筋肉にたっぷりの酸素を含ませること」が大切なので、その役割を果たす肺がとても重要となるのです。

ですから、免疫と肺は切っても切り離せない関係なので、まずは、肺の働きと仕組みからお話ししたいと思います。

肺は、鼻や口から吸いこんだ酸素を血液に入れて心臓に送っています。酸素を含んだ血液を受け取った心臓は、血液を全身に送るポンプ役であり、ポンプの動きの回数が「心拍数」となります。

肺全体は、大きなスポンジのような形をしています。肺を構成しているのは「肺胞」。ぶどうの房によく似た形ですが、肺胞1個の大きさは数の子の粒より小さく、両方の肺で約3億個もの肺胞が集まって肺を形成しており、肺の表面は「胸膜《きょうまく》」という薄い膜で覆われています。

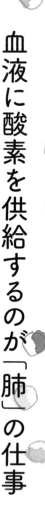

外呼吸

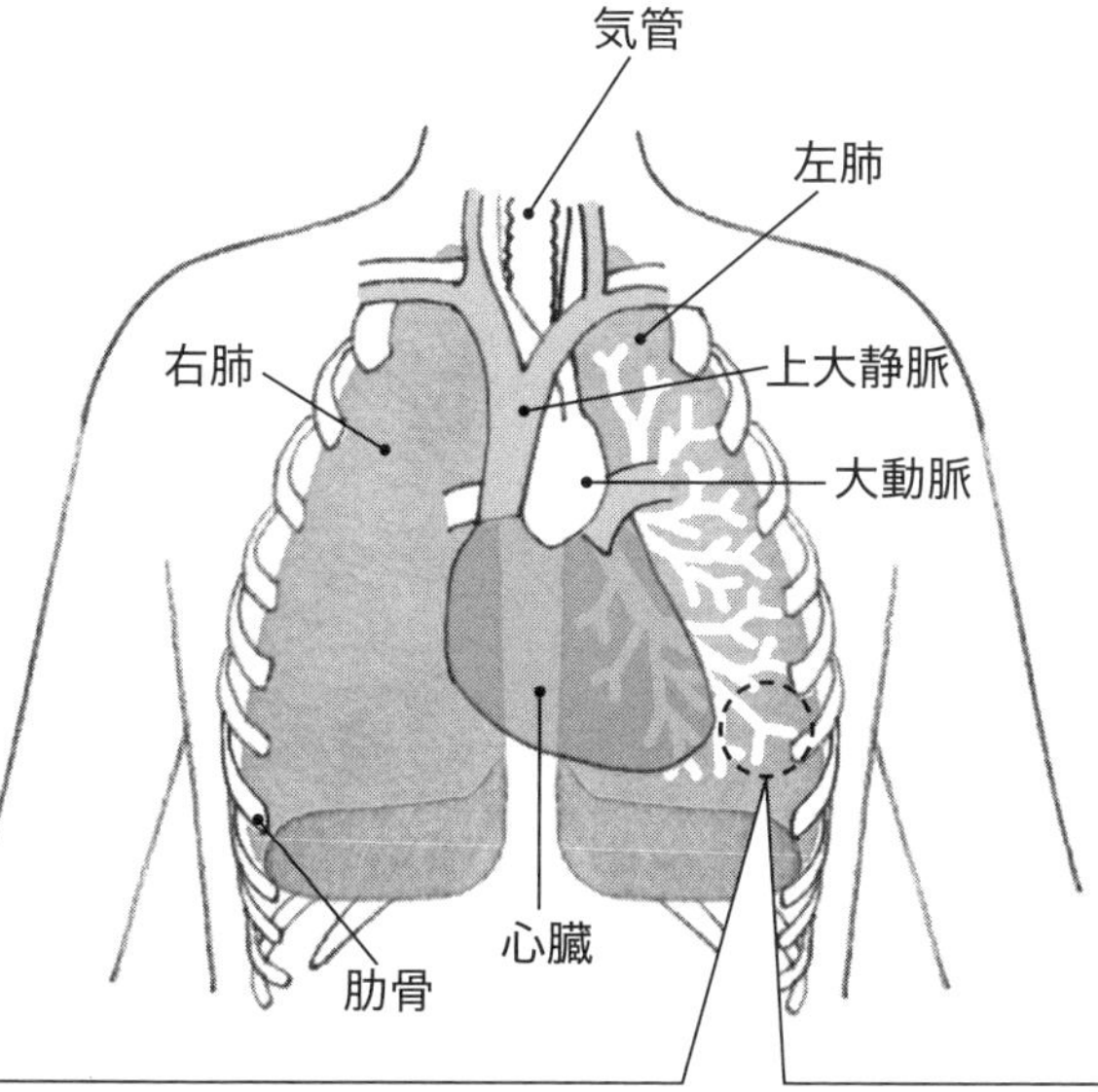
気管
左肺
右肺
上大静脈
大動脈
肋骨
心臓

肺胞の構造

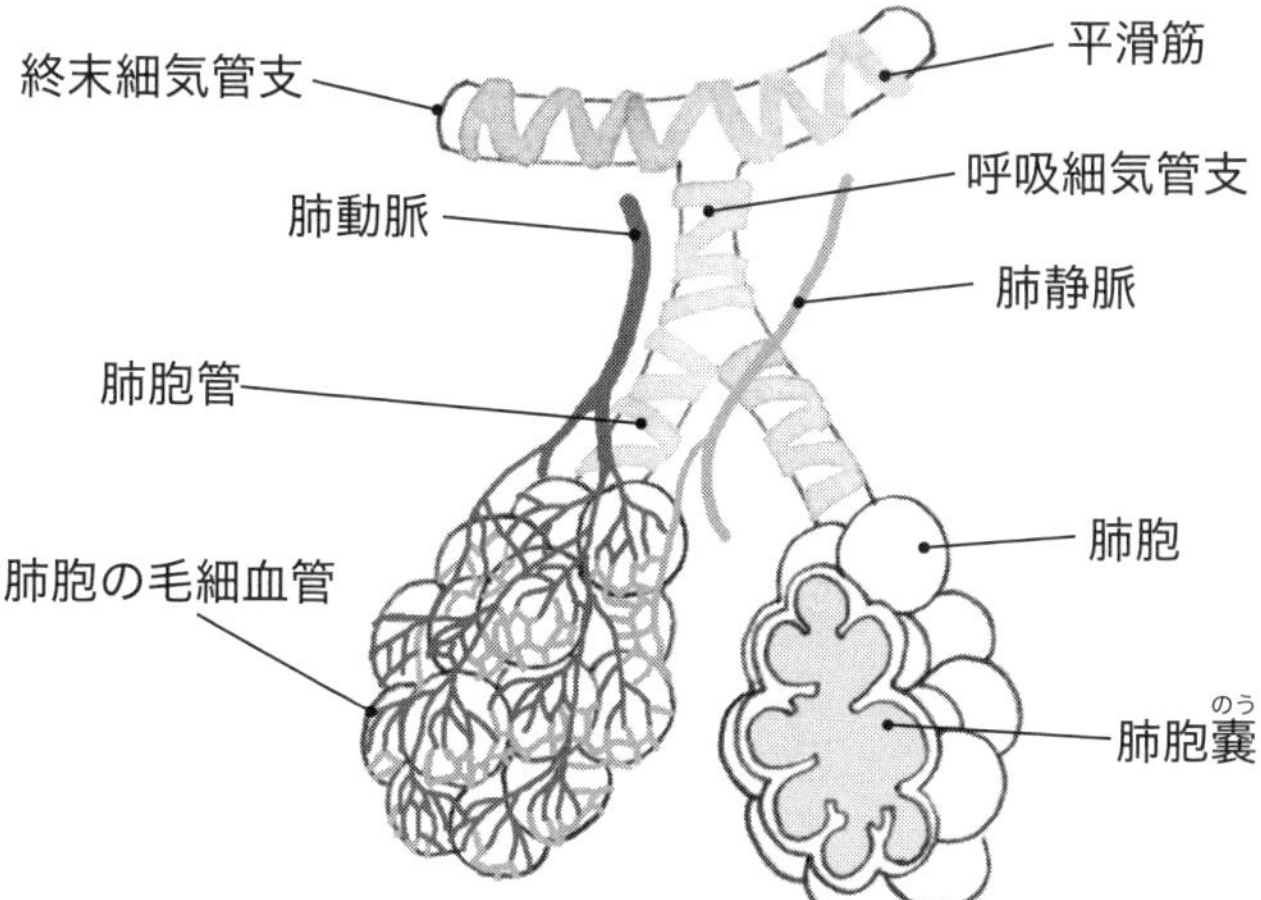
終末細気管支
平滑筋
呼吸細気管支
肺動脈
肺静脈
肺胞管
肺胞
肺胞の毛細血管
肺胞嚢《のう》

肺の大切な仕事「ガス交換」

肺は「呼吸」のための器官と言うことができますが、私たちが無意識に行なっている「空気を吸ったり吐いたりする行為」は、生理学的には「換気」と呼ばれます。呼吸とは、この換気と、次に説明する**「ガス交換」**で成り立っています。

酸素と二酸化炭素はどこで入れ替わっているのでしょうか?

呼吸によって気管から肺に入った酸素（O_2）は、気管支の先端にある肺胞で、二酸化炭素（CO_2）と交換されます。

肺胞は中が空洞で薄い膜で覆われています。酸素や二酸化炭素は、この薄い膜を行き来して入れ替わります。

このように、**肺胞と血液の間で行なわれているガス交換を「外呼吸」**と言います。

外呼吸と内呼吸の仕組み

外呼吸

肺胞の血管が二酸化炭素を放出し、酸素を取り込むことを「外呼吸」と言う。

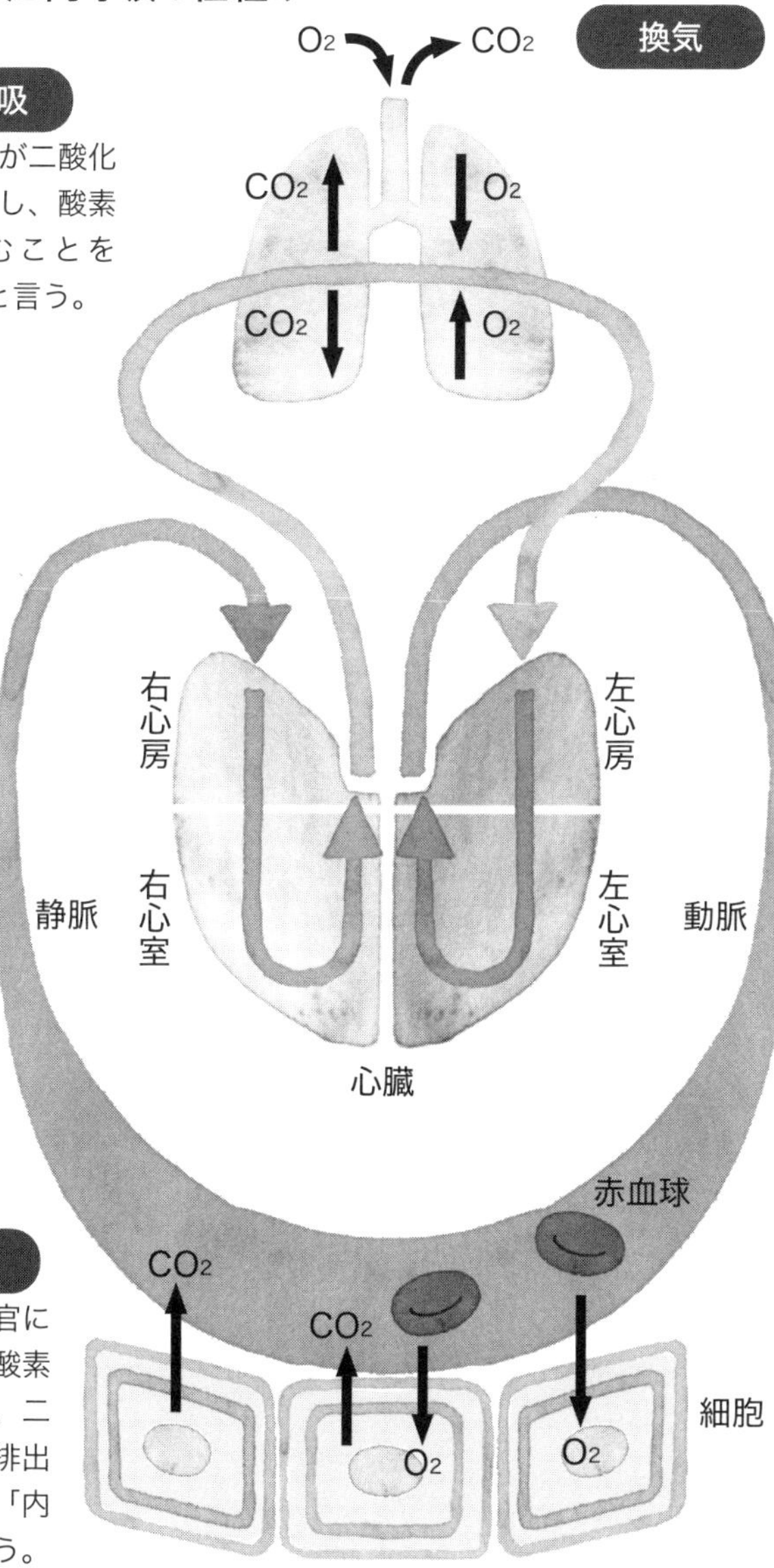

内呼吸

全身の各器官にある細胞が酸素を受け取り、二酸化炭素を排出することを「内呼吸」と言う。

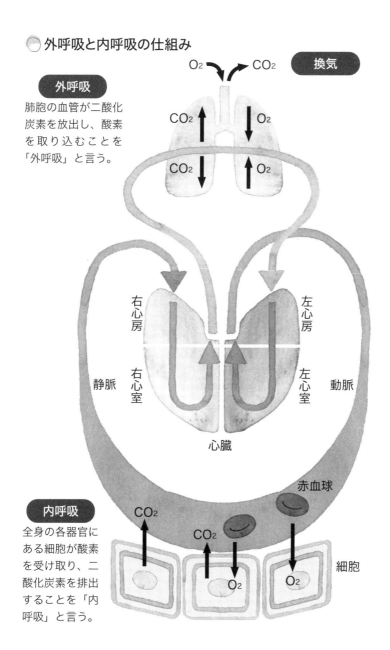

細胞へ酸素をどうやって届けているのでしょうか？

「外呼吸」によって取り込まれた酸素は、肺胞を通して血管に入ります。血管内で酸素を運んでくれる赤血球に乗り込んだあと、心臓に行き、強いポンプの作用のおかげで体のすみずみの細胞まで酸素が運ばれます。

その際、赤血球は細胞に必要な酸素を送り届ける仕事と、細胞が酸素を使ってエネルギーに変えたあとに出てくる二酸化炭素を回収するという2つの仕事をこなします。このように、**血液と細胞の間で行なわれるガス交換を「内呼吸」**と言います。

二酸化炭素が不足すると脳にダメージが起こる?!

呼吸をすることで、体内で発生した二酸化炭素は有害物質として体外に排出されます。しかし一方で、二酸化炭素は脳の血管を広げる働きがあるため、不足すると脳内の血管が狭くなり、血流が悪くなります。

その結果、酸素不足になり、脳に障害を受けることになります。二酸化炭素は、多すぎても少なすぎても、体に悪い影響が起こるのです。

外呼吸

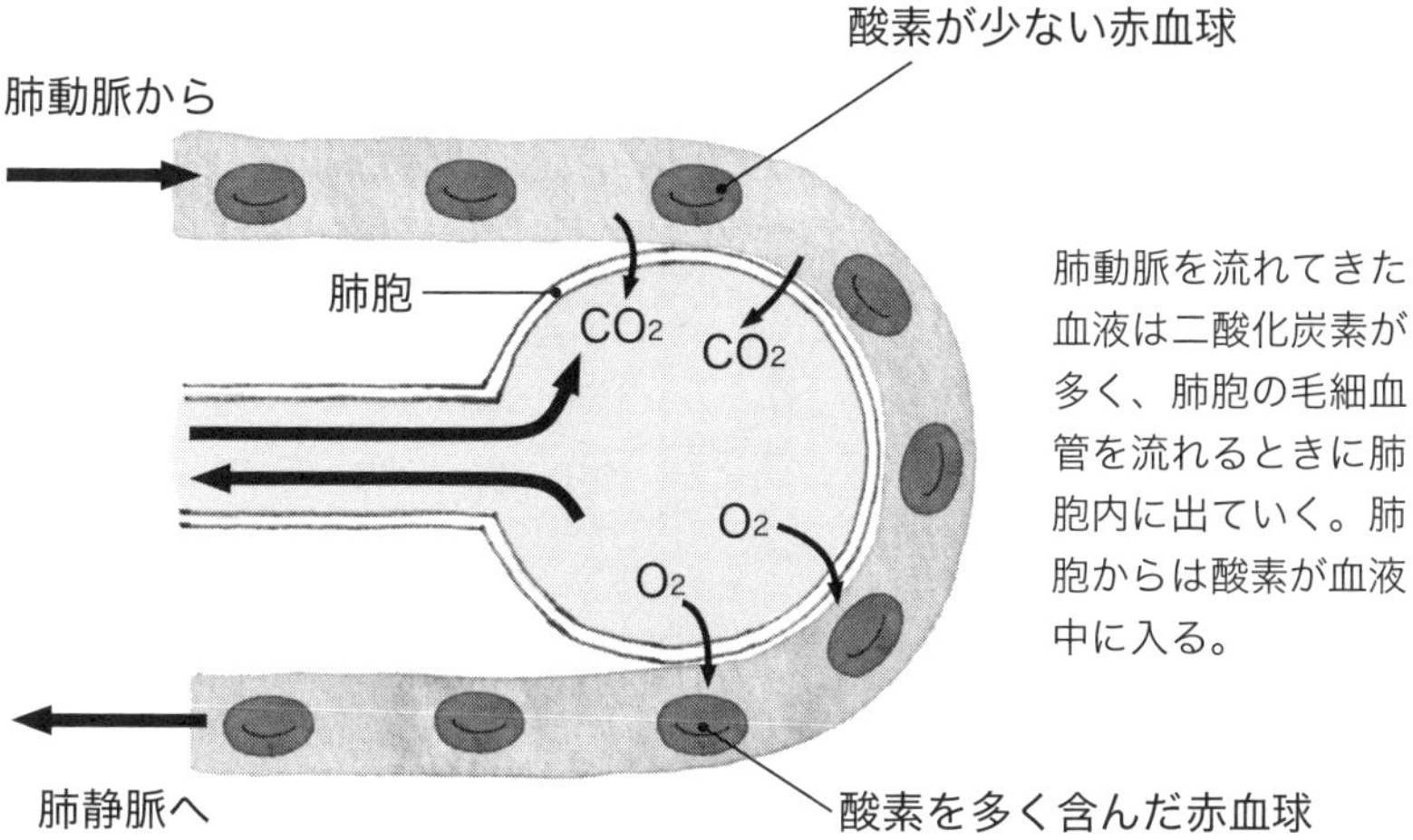
酸素が少ない赤血球
肺動脈から
肺胞
CO_2
CO_2
O_2
O_2
肺静脈へ
酸素を多く含んだ赤血球
肺動脈を流れてきた血液は二酸化炭素が多く、肺胞の毛細血管を流れるときに肺胞内に出ていく。肺胞からは酸素が血液中に入る。

内呼吸

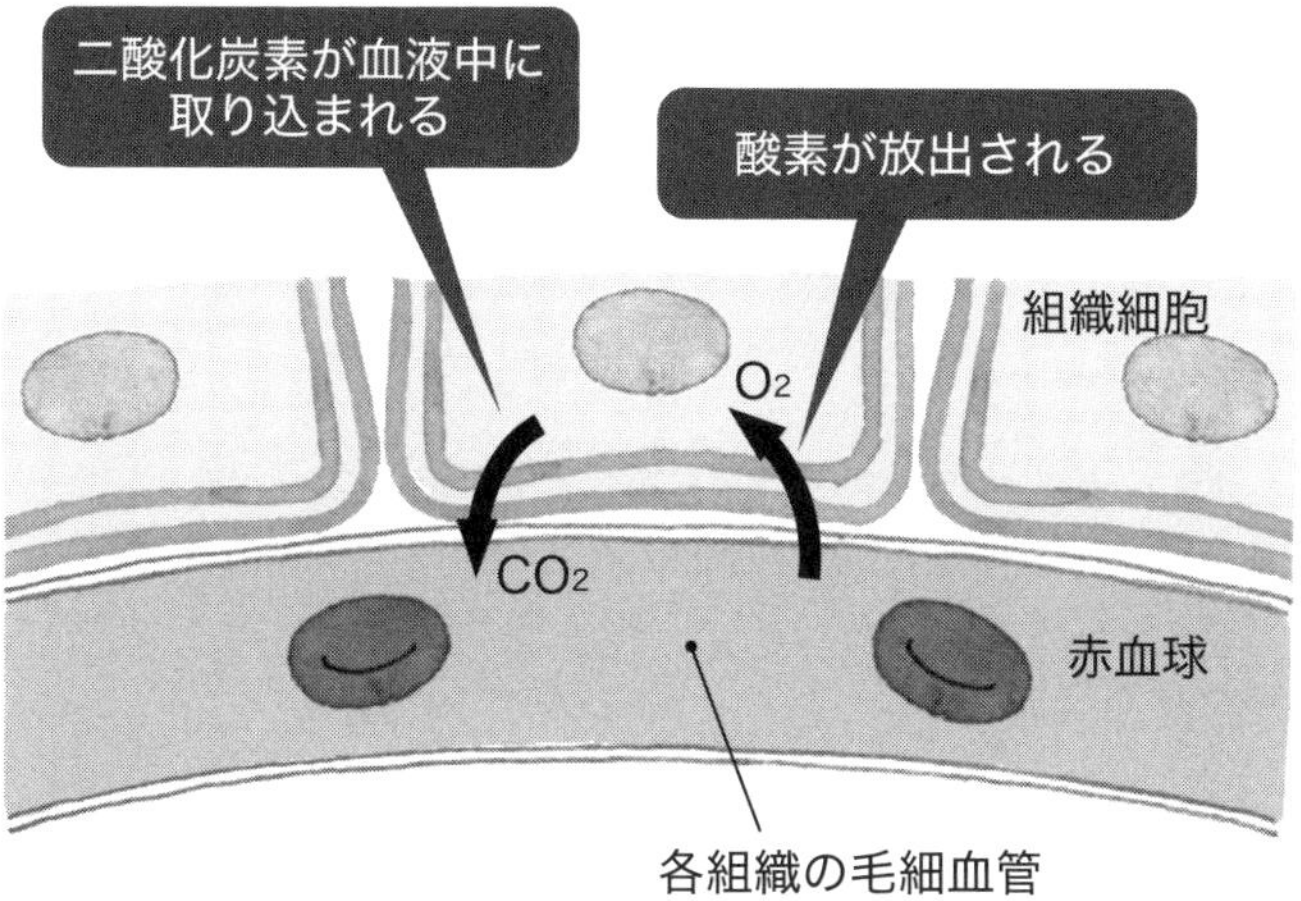
二酸化炭素が血液中に取り込まれる
酸素が放出される
組織細胞
O_2
CO_2
赤血球
各組織の毛細血管

肺は筋肉の力で動いている

「もういい年《とし》だから無理をしない」というのは、日常生活の多くの場面においての常《じょう》套句《とうく》ですが、肺機能を強化するという観点からは、まったく逆効果なのです。

本来であれば、年齢に応じた範囲内で、1日に1回程度は、少し息切れするぐらいの**「ちょいハァ運動」**を行なって、肺機能の強化に取り組んでほしいのです。

では、肺機能強化のためには、どのような運動がいいのでしょうか？

それは、ズバリ**「筋トレ」**です。

しっかりと息を吸い、また、息を存分に吐き出すには、肺のまわりの筋肉を強化する必要があります。なぜなら、肺は自力で縮んだり伸びたりすることができないからです。

肺の動きを助けてくれるのは、肺の下に位置している横隔膜《おうかくまく》と肋骨《ろっこつ》の間にある「肋《ろっ》間筋《かんきん》」の力が中心です。

呼吸に必要な筋肉

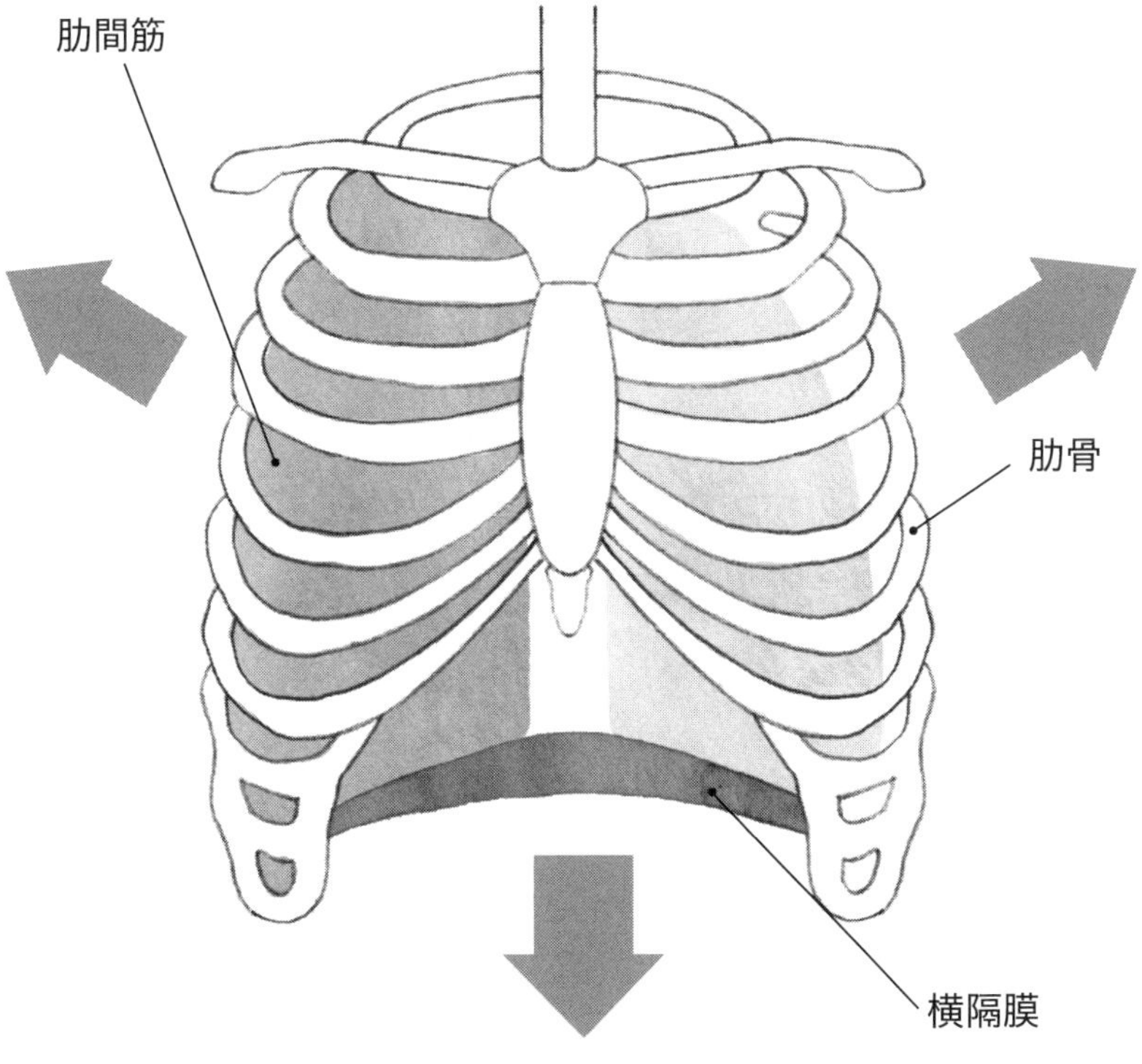

横隔膜の収縮（下がる）と肋間筋の収縮で胸郭を
前後に広げ、肺が膨らんで空気が入ってくる。

息を吸うときは、肋間筋が収縮して肋骨、胸骨が上に引っ張られると同時に横隔膜が収縮して下がり、胸郭《きょうかく》（肺や心臓が入っている袋状の構造）が前後左右に広がり、その内部にある肺も伸ばされ、酸素が鼻、口から気管、気管支炎を通って肺に入ってきます。

息を吐くときは、逆に胸郭を狭めることで、二酸化酸素を吐き出します。

肺は自力で動いていると思っている人も多いのですが、実はすべて周囲の筋肉の力によるものです。したがって、肺周囲の筋力が衰えれば、自ずと息を吸う力、吐く力も低下して、肺活量が減少し、肺の機能も退化してしまいます。

呼吸をしっかりと行なうためには、肺周囲の筋肉の強化がとても大切であることが、おわかりいただけると思います。

ミオグロビンで筋肉に酸素を蓄える

免疫力の向上には、**「血液と筋肉にたっぷりの酸素を含ませることが大切」**です。血液にたっぷりの酸素を含ませるためには、呼吸によって「ガス交換」をしっかりと行なうことが大切であるということは、先に説明しました。

では次に、筋肉にたっぷりの酸素を含ませる方法を説明しましょう。カギを握るのは**「ミオグロビン」**です。

ミオグロビンとは、筋肉中に存在している赤い色のたんぱく質のことなのですが、その説明の前に、筋肉について理解しておきましょう。

筋肉には2種類あります

筋肉は、多くの筋線維《きんせんい》の集まりが筋束《きんそく》を構成し、筋束が集まって筋肉が成り立っています。その筋線維の中に、**「白筋《はっきん》」**と**「赤筋《せっきん》」**があり、皮膚に近い筋肉の表層側には白筋が多く、骨に近い深層筋《しんそうきん》には赤筋が多く存在しています。

筋肉の構造

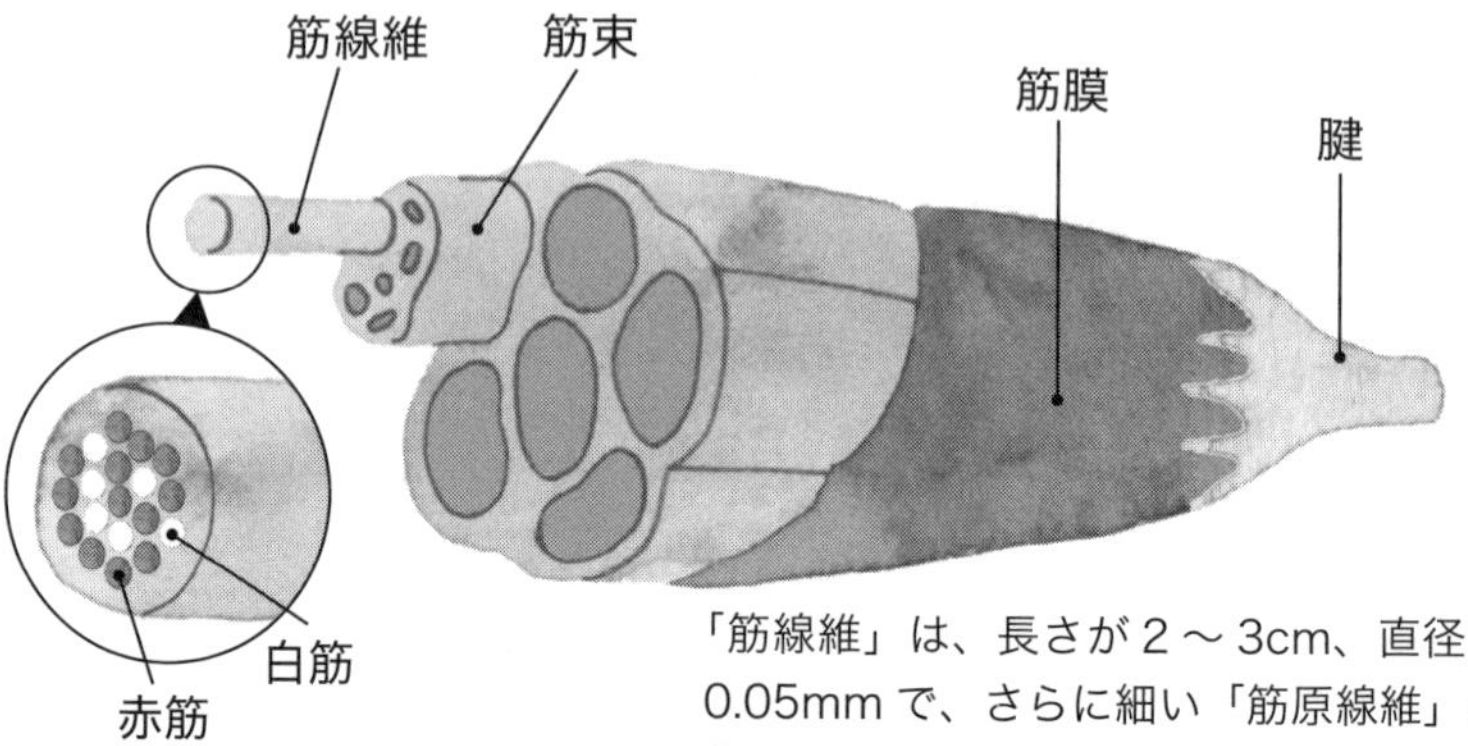

「筋線維」は、長さが2〜3cm、直径は0.05mmで、さらに細い「筋原線維」が集まってできている。

ミオグロビンのすごい機能

白筋と赤筋の色の違いは、「ミオグロビン」という酸素を貯蔵する赤い色をしたたんぱく質の量の違いによるものです。

マグロやカツオなどの回遊魚は水中を長時間泳ぐため、体内に大量の酸素を貯蔵しておくことが必要です。回遊魚の身が赤いのは、ミオグロビンを多く含んでいるからなのです。

いくら酸素が大切だからと言って、呼吸によって酸素を蓄えておくことはできません。しかし、日常生活や運動の際に必要な酸素を一時的に蓄えておける唯一の場所が、ミオグロビンなのです。

この**ミオグロビンの「酸素を蓄える力」**こそが、免疫力の向上にとても役立つのです。

「肺ストレッチ」で深層筋を鍛える

ミオグロビンを増やすには、深層筋（赤筋）と表層筋（白筋）のうち、深層筋に刺激を与えて活性化し、鍛えていくことが大切です。

深層筋は、「体の土台」となる筋肉です。骨格に近いところに数多く存在して、関節を保護したり安定させたりする役割を担っており、「立つ」「姿勢を維持する」といった日常動作を支えています。深層筋がしっかりしていると、体の表面に多い表層筋もしなやかに動くようになります。

「深層筋を鍛えると、ムキムキになっちゃうんじゃないの？」と心配される方がいらっしゃるかもしれませんが、ご安心ください。ムキムキのボディービルダーが鍛えているのは表層筋です。深層筋を鍛えることで、むしろ体は引き締まります。マラソン選手を思い浮かべてください。華奢《きゃしゃ》な体なのに持久力があり、スタミナ抜群です。

カツオやマグロもそうです。筋肉は引き締まっているのに、なんと２０００㎞以上を移動しています。目指したいのは、元気で病気知らずの**真っ赤な筋肉**です。

「肺ストレッチ」で血中酸素とミオグロビンが増えます

PART3で紹介する「肺ストレッチ」は、ストレッチと筋肉への刺激、肺活量を向上させる運動に加え、リンパの流れにも積極的に働きかけることで、血中酸素とミオグロビンを増やし、免疫力の向上を図っていきます。

普段使っていない筋肉にいかにアプローチするか、という点にも配慮しており、一つの動作で多くの筋肉をストレッチしたり、同時に筋肉を活性化したりできるように考えられています。全身の筋肉をまんべんなく動かせるのが、大きな特徴です。

自分の気づかないところで、長い間ほとんど使っていない筋肉が、みなさんにもあるはずです。特に中高年以降の方で、**「ウイルスに負けたくない」「肺炎で死にたくない」「寝たきりになりたくない」**と思っているなら、眠ってしまっている筋肉を動かすことが非常に大切です。

肺ストレッチを継続して行なうことで、しっかりとした呼吸を行ない、深層筋が自然と活性化されることで、血中酸素とミオグロビンが増え、質のよい肺や血管、筋肉に生まれ変わらせることができ、免疫力も向上します。

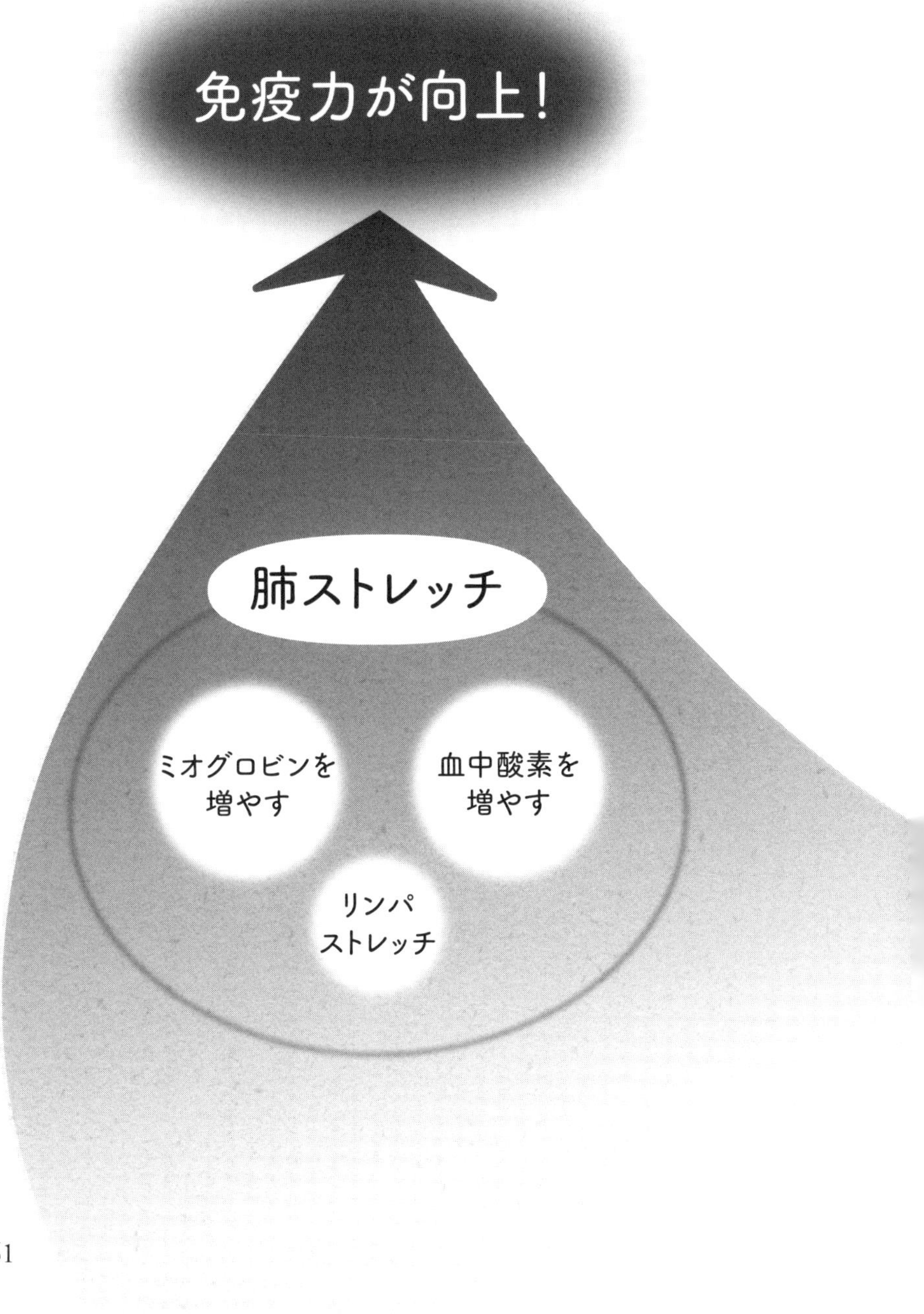
免疫力が向上!
肺ストレッチ
ミオグロビンを
増やす
血中酸素を
増やす
リンパ
ストレッチ

ウイルスに負けない「新しい生活様式」

「細菌やウイルスと私たち人類の今後の関係とは、『打ち勝つ』ではなく『共存』なのではないか？」――そう私は感じています。未知の細菌や新型ウイルスは今後も発生を続けるでしょうから、その出現と克服に一喜一憂するのは、損失が多すぎると感じています。たとえそれら未知の物質に感染したとしても、「肺炎」の発症という重篤な事態に陥ることなく、自分自身の「免疫力」を存分に発揮して、病気に負けることなく健康寿命をまっとうしてゆく。そうした姿が理想なのだと思います。そのためには、しっかり食べて体を動かして、免疫力を上げていくことが大切です。

ただ、そうはいっても、私だって楽をしたいですから地下鉄だって使うし、天気が悪かったり急いでいたりすればタクシーを利用することもあります。機能的で便利な世の中を、すべて否定しているわけではありません。

しかし、肺炎で命を落とさないため、免疫力を向上させるために、「便利なことに慣れすぎない意識」を持つことから始めてみませんか？

毎日の生活の中でできることを実践しましょう

毎日の生活の中で、エスカレーターを使わずにあえて階段を使う。いつもよりも速歩きをする。ひと駅だけ歩いてみる。ランチはちょっと遠いところまで歩いて行ってみる、など……。「最初の一歩」は毎日の生活の中でできることから始めてみましょう。

わざわざスポーツジムに行かなくても、毎日の生活の中でエクササイズできることは、けっこうたくさんあります。このあとPART3で紹介する「肺ストレッチ」もそのひとつです。最初は少々きついと感じても、がんばって続けていれば必ず慣れてきます。始めるのに年齢や性別は関係ありません。

年齢を重ねれば重ねるほど、毎日の意識の蓄積が、最終的には「とても大きな差」となって表れます。「ウイルスに負けたくない」「肺炎で死にたくない」「健康寿命を延ばしたい」と思ったら、まずは「肺ストレッチ」からスタートしましょう。

「もう年《とし》だから」という口癖は、今日で終わりにしましょう。「肺ストレッチ」を続けていけば、肺と筋肉は必ず応《こた》えてくれます。

たとえば2週間くらい続けてみると、体が変わってきたことを実感できるようになるでしょう。

もちろん、最初は少々つらいと思います。でも、ちょっとくらいキツイほうが、実は体にいいのです。

「夜、あまり眠れない」という中高年の方が多いものですが、「肺ストレッチ」などで毎日体を動かすようになると、適度の疲労で寝つきがよくなり、朝までぐっすり眠れるようになります。食欲もわき出て、肉類が食べたくなります。運動することで、睡眠も食事もよくなるのです。

薬に頼ることなく免疫力をしっかりと発揮できる体を「肺ストレッチ」でつくっていくこと――これが、細菌やウイルス、病気に負けない、本当の「新しい生活様式」なのです。

PART 3

免疫力が向上する!「肺ストレッチ」

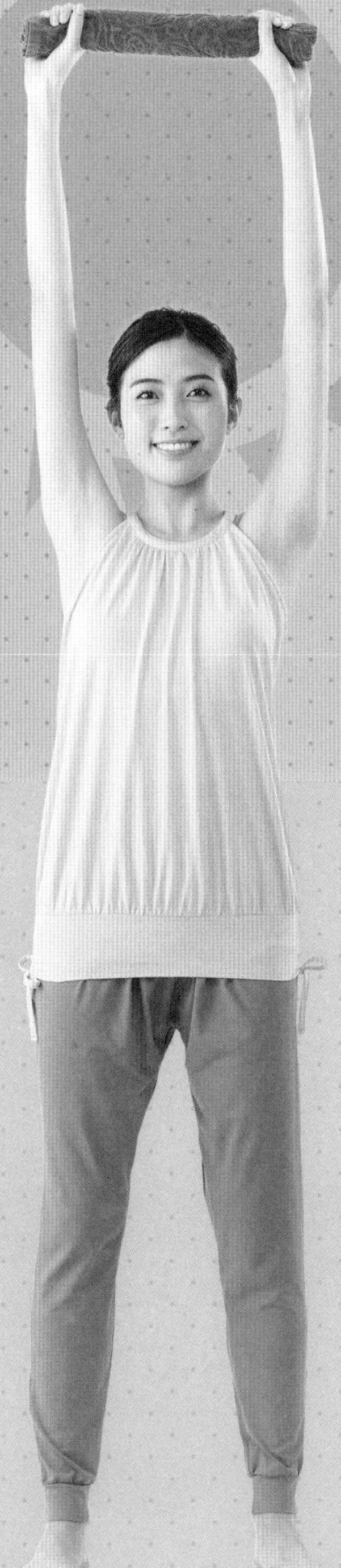

＼朝と夜だけやれば効く！／

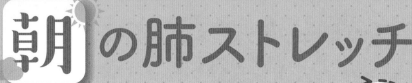

朝の肺ストレッチ

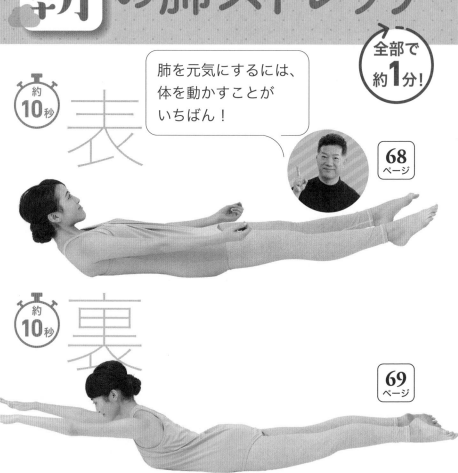

全部で約1分！

約10秒

表

肺を元気にするには、
体を動かすことが
いちばん！

68ページ

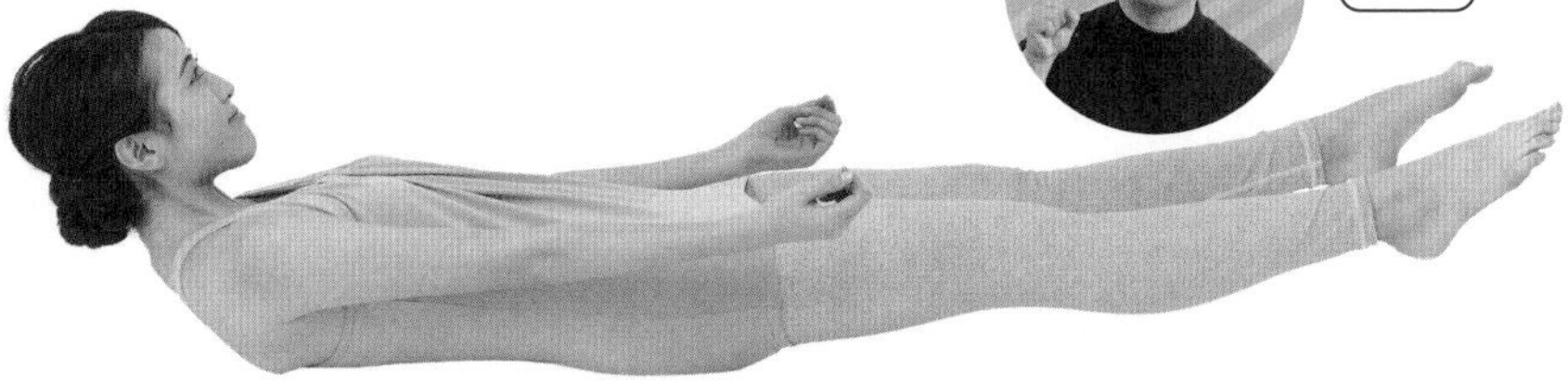

約10秒

裏

69ページ

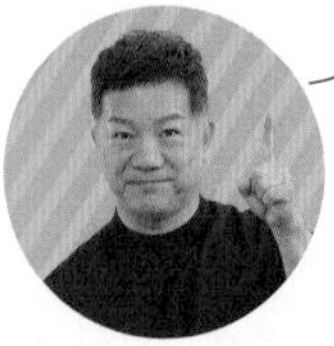

代謝アップした状態が持続します。
朝と夜に行なうことで脂肪燃焼が
24時間続きます！

動的肺ストレッチで心肺機能を上げていきましょう。一つひとつは簡単な動きですが、**1〜17**まで通して動くと「ちょいハァ運動」（54ページ参照）となって体にはよい刺激に。

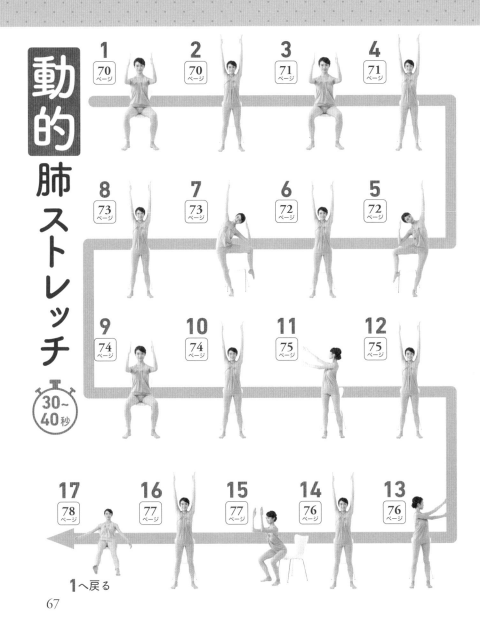

動的肺ストレッチ

30〜40秒

＼朝と夜だけやれば効く！／

朝 表《おもて》・裏《うら》

あお向けになって両手両脚、頭を20cm上げる

10秒キープ

床にあお向けに寝て、手を軽くにぎる。両手両脚、頭を床から20cm ほど上げて、そのまま 10 秒キープして戻す。

表

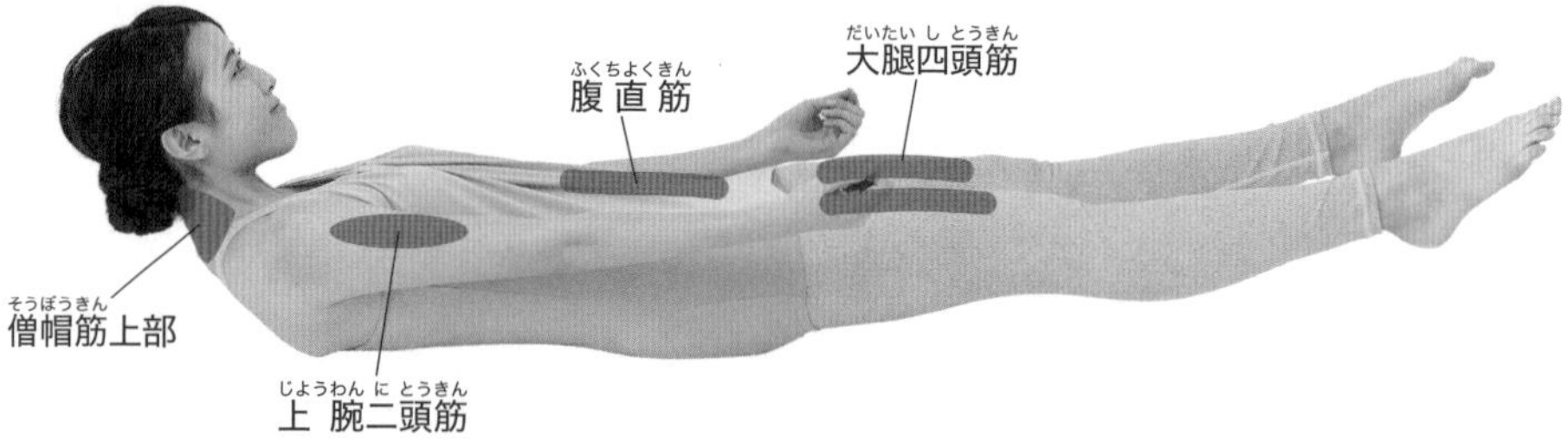

NG!

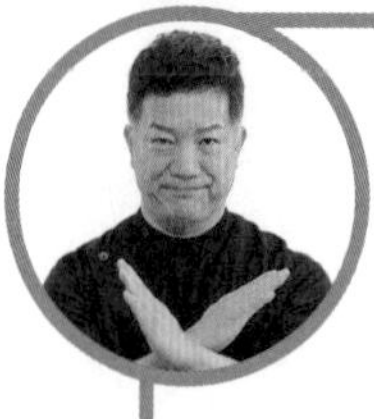

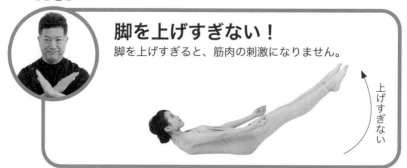

脚を上げすぎない！

脚を上げすぎると、筋肉の刺激になりません。

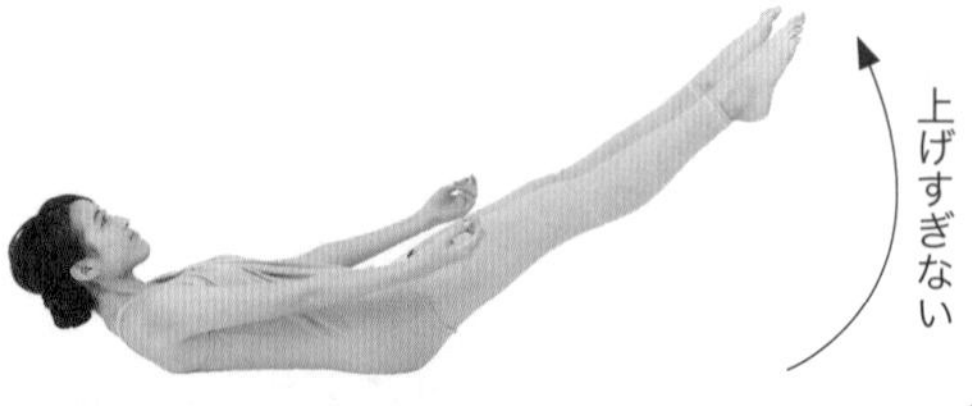

"表・裏"のポーズで全身の筋肉を刺激することができるうえ、免疫力の向上に欠かせないリンパの流れもよくなります。筋肉が酸素を取り込んで、脂肪燃焼スイッチもオンに！

高齢になるほど、背筋が衰えます。背中の筋肉の衰えは、さらに心の病気にもつながります。「裏」のポーズは特に大事！

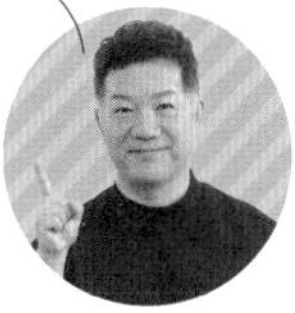

裏

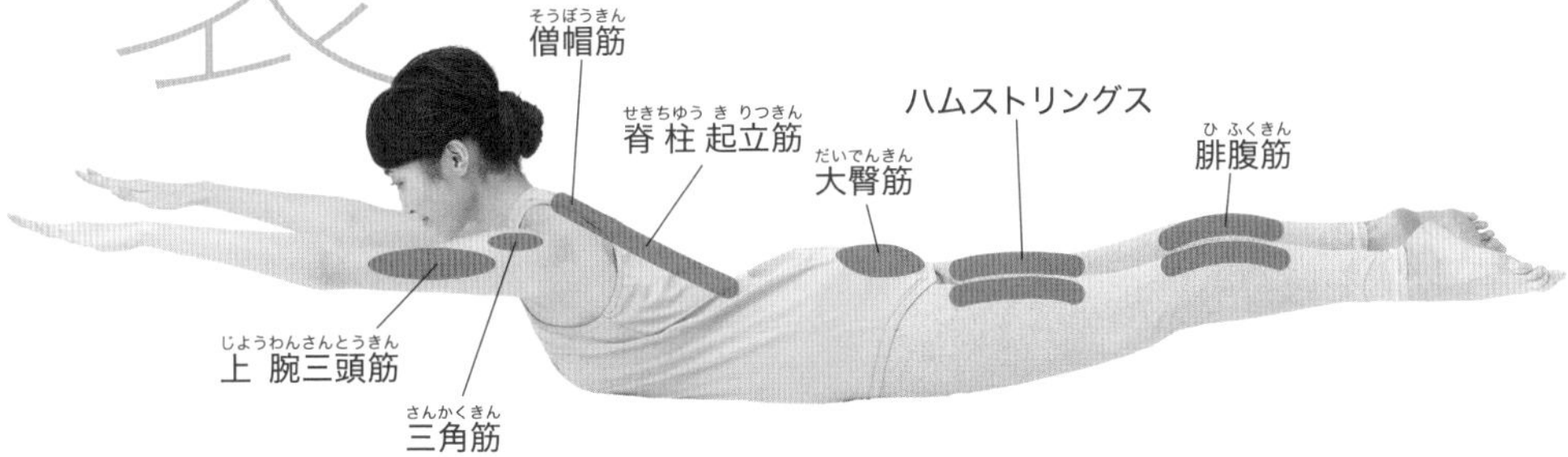

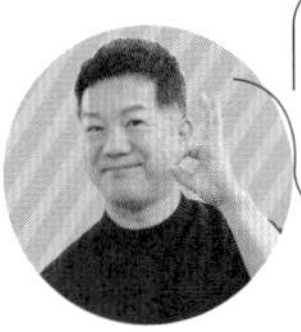

「表」と「裏」の２つのポーズだけで『全身運動』になっているんです！

うつぶせになって、両手両脚を伸ばして上げる

10秒キープ

床にうつぶせになる。両手両脚を伸ばして、床から20cmほど上げて、そのまま10秒キープして戻す。

＼朝と夜だけやれば効く！／

朝 動的肺ストレッチ①

1

＼イチ、ニ／

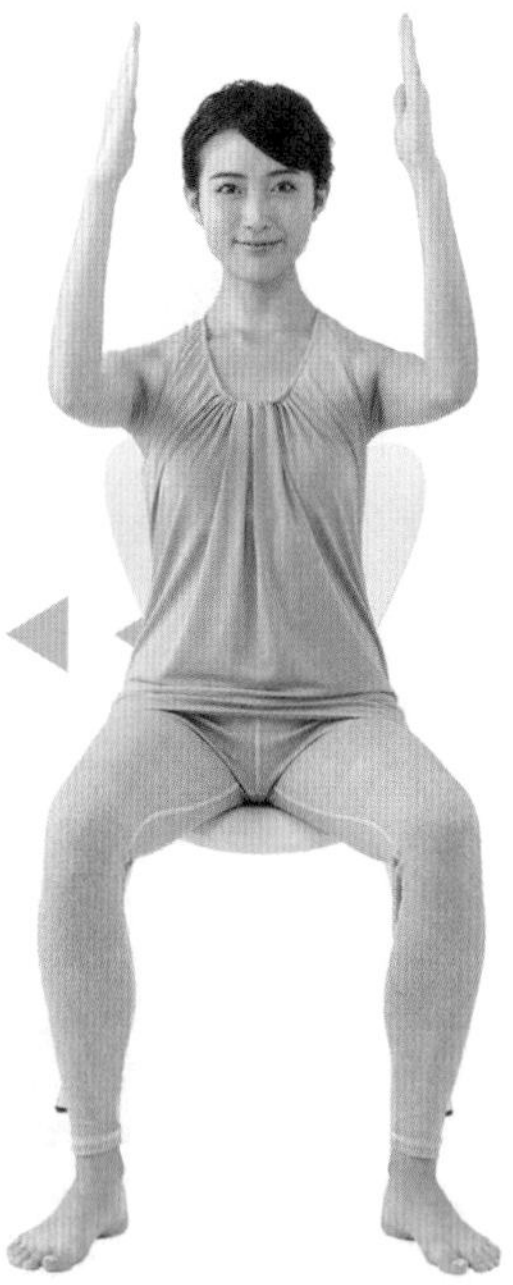

手を広げて座る

手は肩幅くらいに開きます。足は肩幅より少し広めに開いて、つま先は外向きに。

2

＼サン、シ／

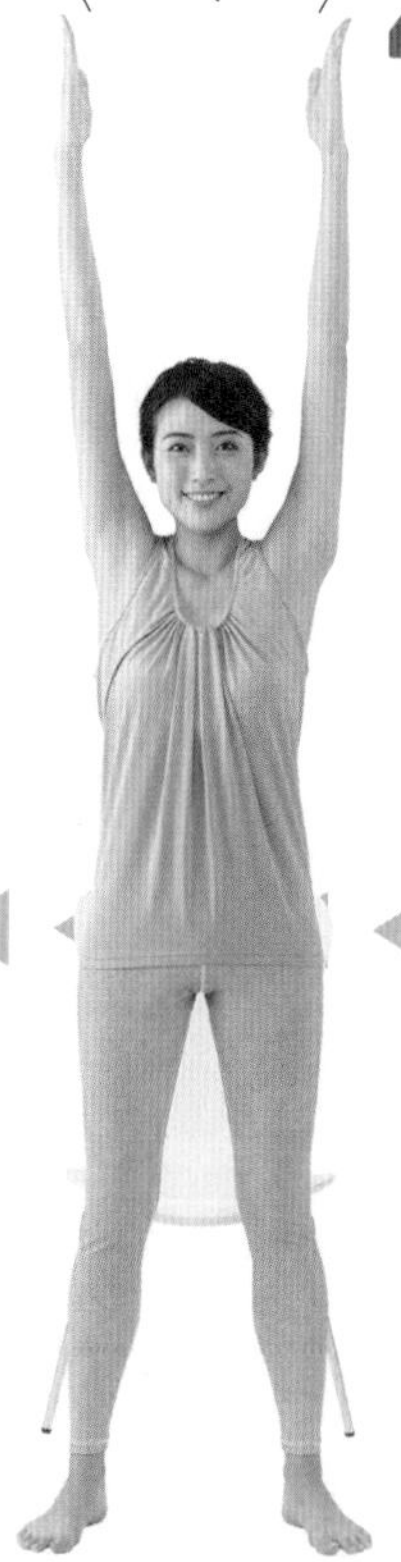

手を伸ばして立つ

伸びをするようなイメージで立ちます。

イチ・ニ・サン・シのリズムで行ないます。まずは**1**の手を広げて座る、**2**の手を伸ばして立つ、という動きを2回繰り返します。立つとき、座るときに、脚とおなか、背中の筋肉が刺激されます。

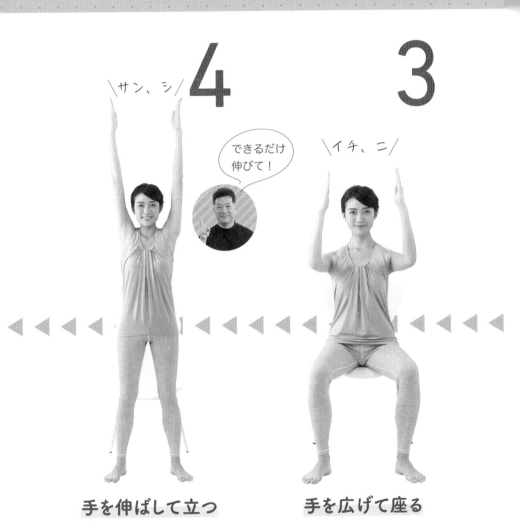

手を伸ばして立つ

手を広げて座る

＼朝と夜だけやれば効く！／

朝 動的肺ストレッチ②

5

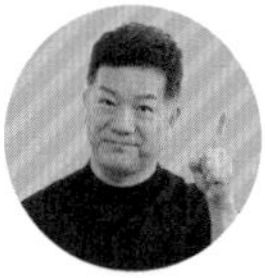

ひじとひざをできるだけ近づけて！

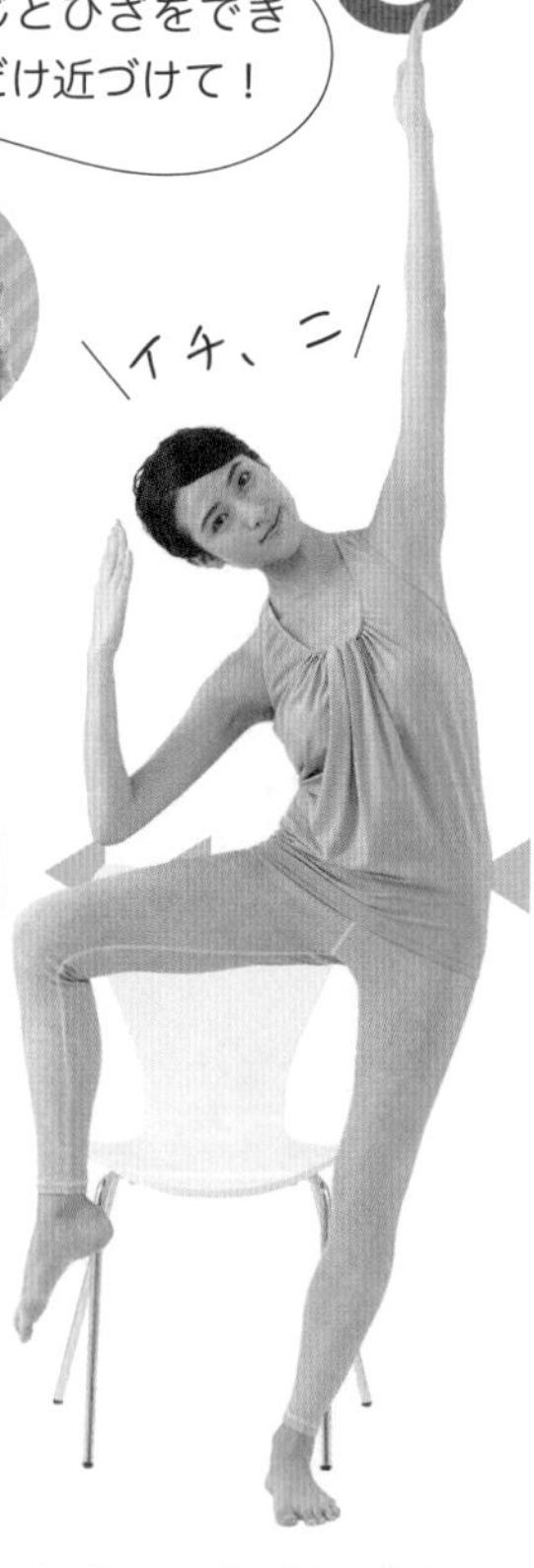

＼イチ、ニ／

右ひじと右ひざを近づける

右のわき腹をグッと収縮させるように意識します。

6

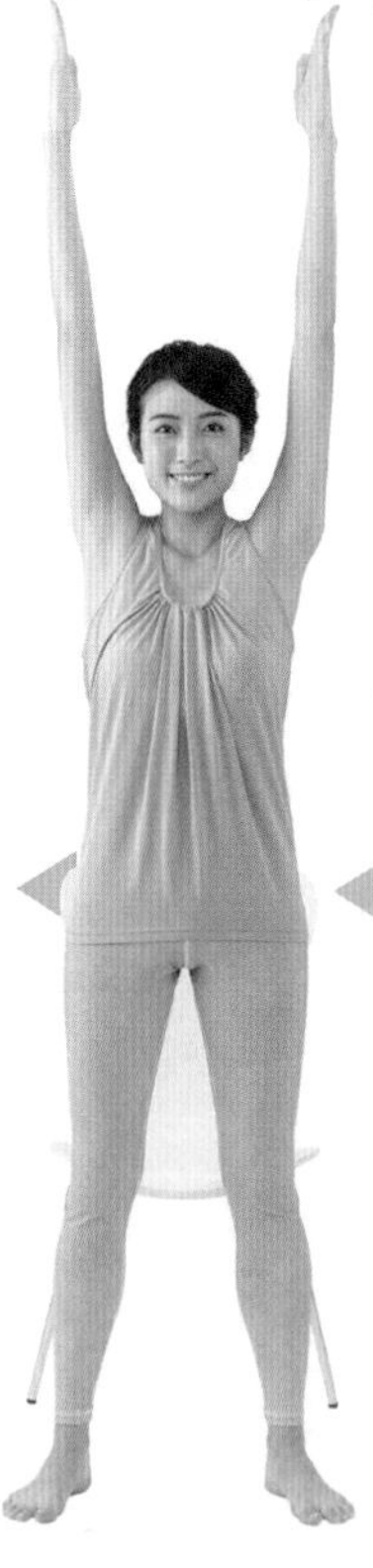

＼サン、シ／

手を伸ばして立つ

筋肉を収縮させるとリンパがせき止められ、収縮した筋肉を解放するとリンパがドバッと流れ出します。**5**と**7**のポーズでわき腹のリンパの流れがよくなり、落としにくいわき腹の引き締めにも効果アリ。

7

\イチ、ニ/

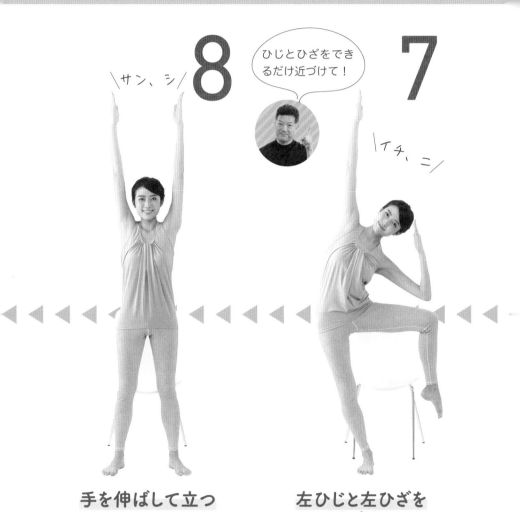

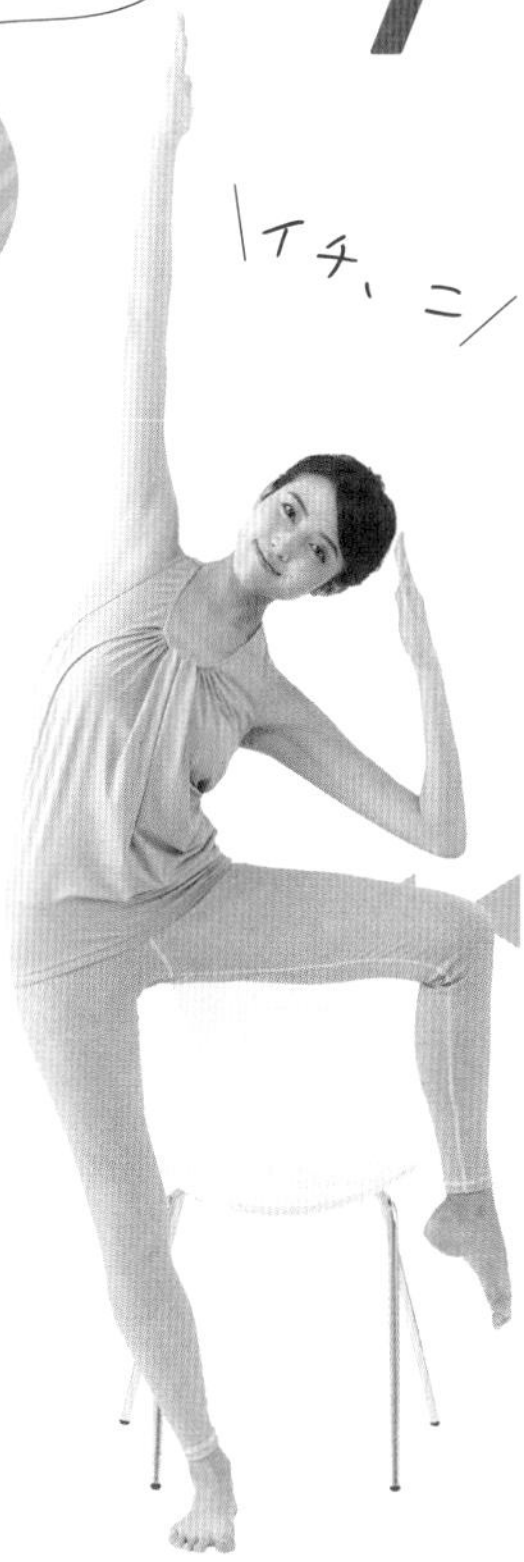

左ひじと左ひざを近づける

左のわき腹をグッと収縮させるように意識します。

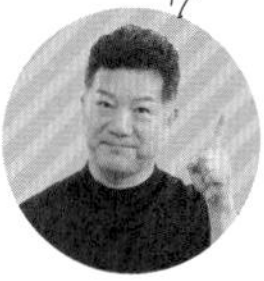

ひじとひざをできるだけ近づけて！

8

\サン、シ/

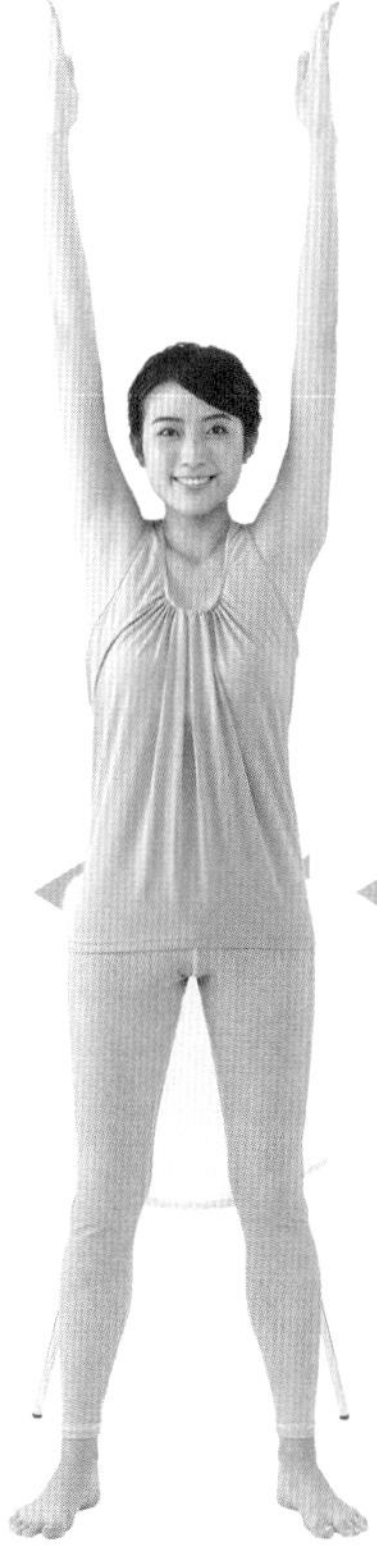

手を伸ばして立つ

＼朝と夜だけやれば効く！／

朝 動的肺ストレッチ③

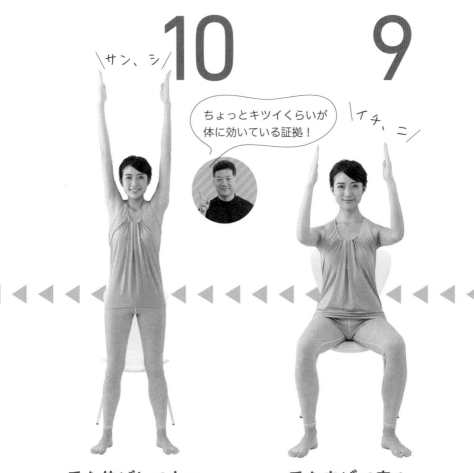

10

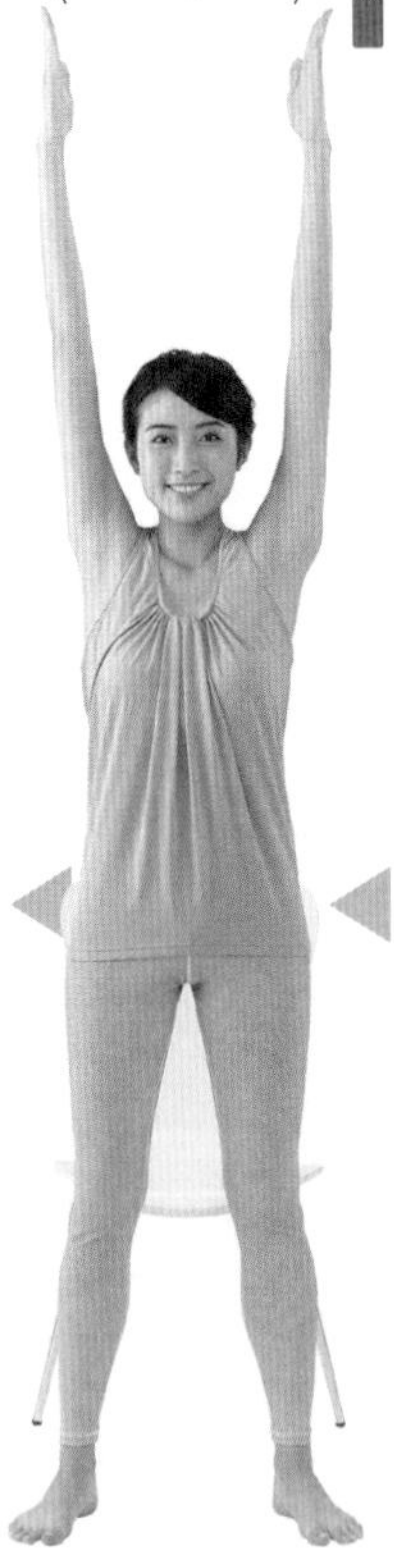

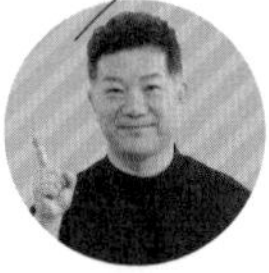

ちょっとキツイくらいが
体に効いている証拠！

手を伸ばして立つ

9

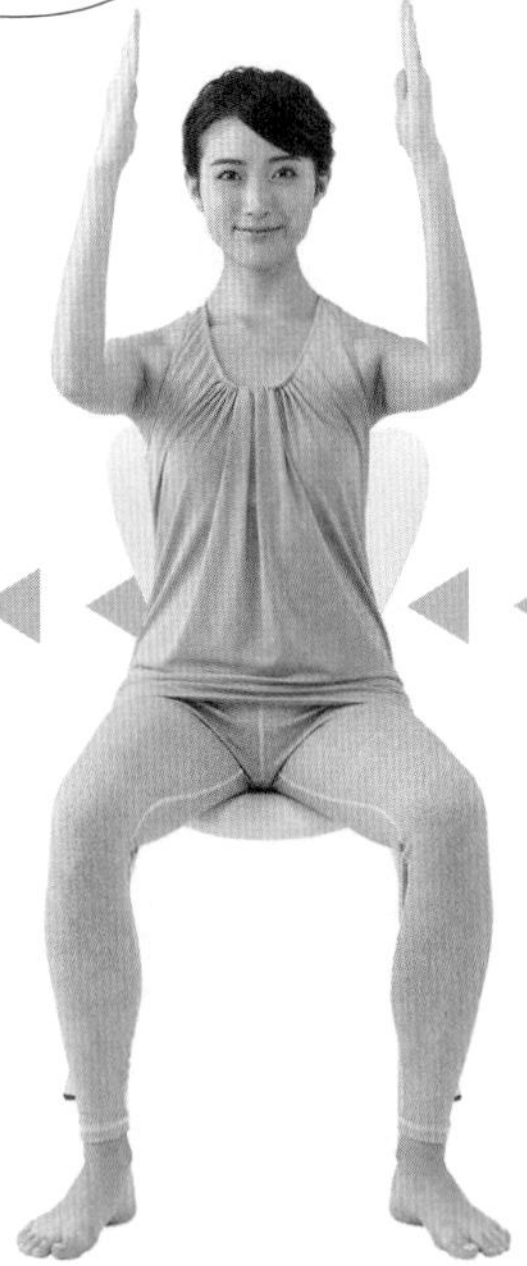

手を広げて座る

立ったり座ったりがキツくなってきたら、イスの座面やひじかけに手をついて勢いをつけて立っても大丈夫。わき腹の腹斜筋をしっかりひねって、ウエストのくびれをつくりましょう。

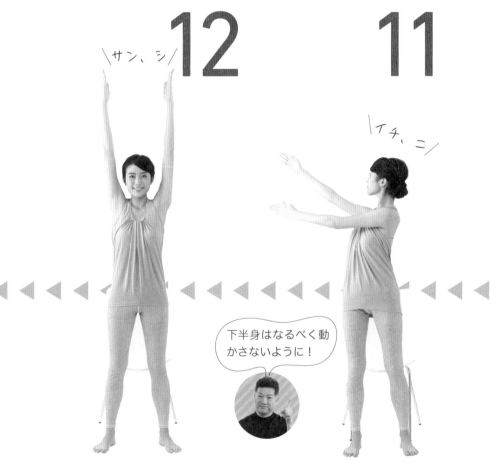

11

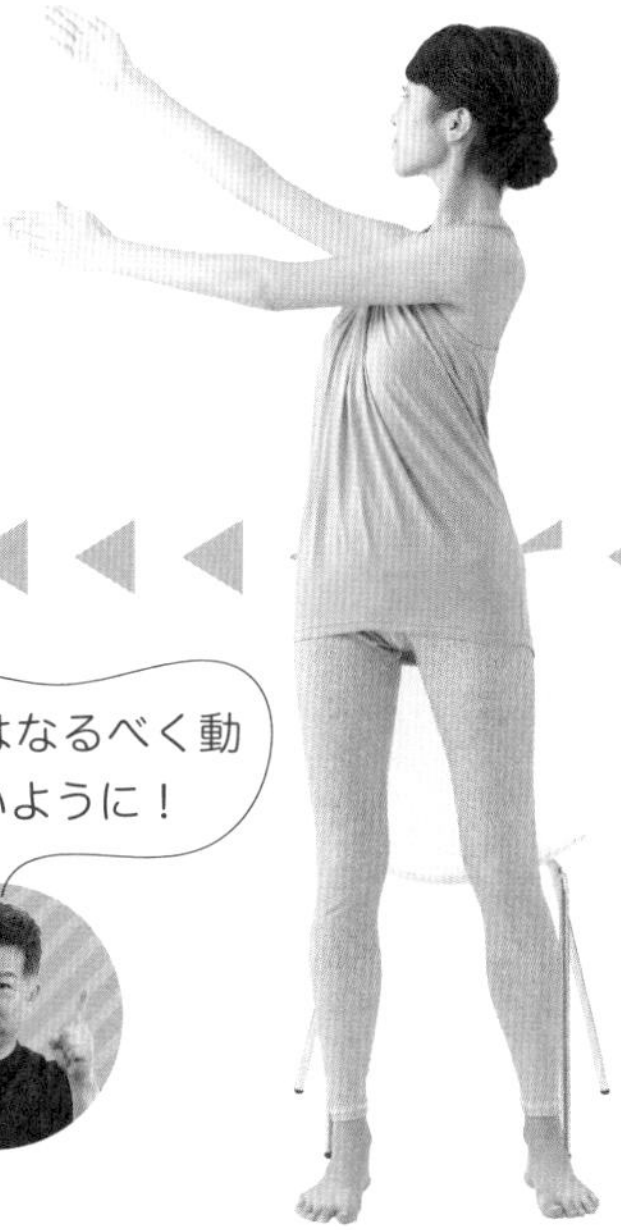
イチ、ニ

両手を右側にひねる

わき腹から上半身を大きくねじります。**5**・**7**のポーズで縮めたわき腹の筋肉（腹斜筋）を思いっきり伸ばします。

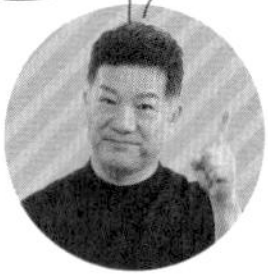
下半身はなるべく動かさないように！

12

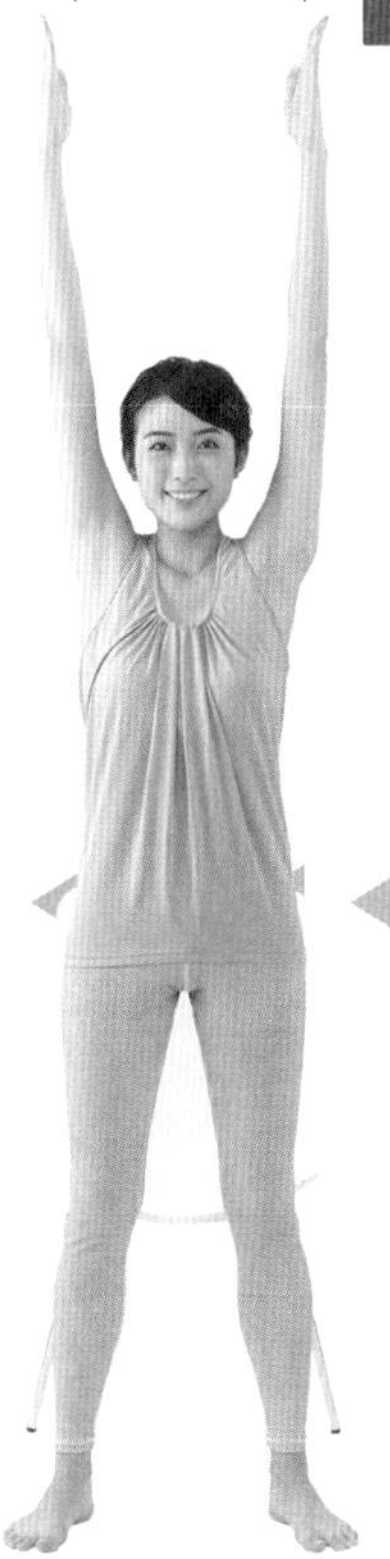
サン、シ

手を伸ばして立つ

＼朝と夜だけやれば効く！／

朝 動的肺ストレッチ④

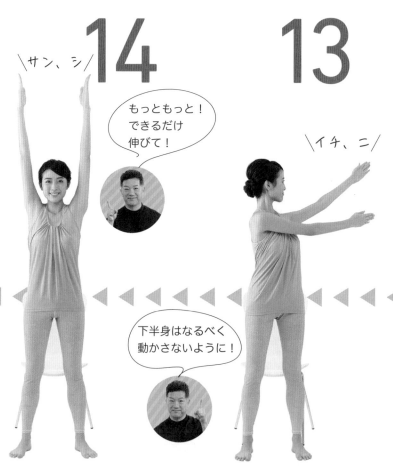

13

＼イチ、ニ／

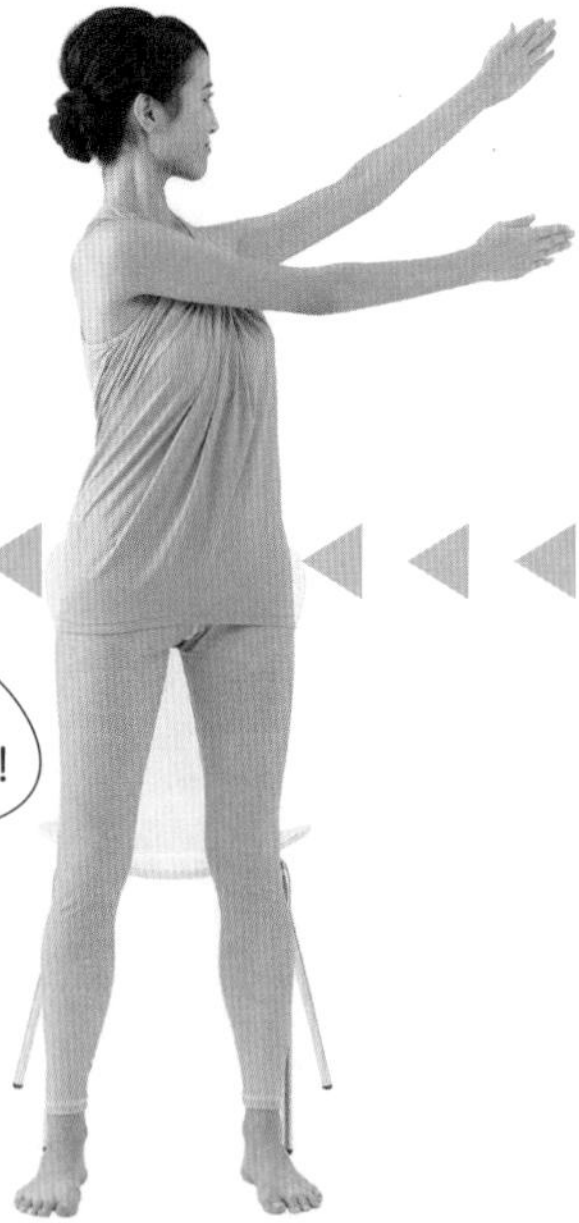

下半身はなるべく動かさないように！

両手を左側にひねる

わき腹から上半身を左へ大きくねじります。

14

＼サン、シ／

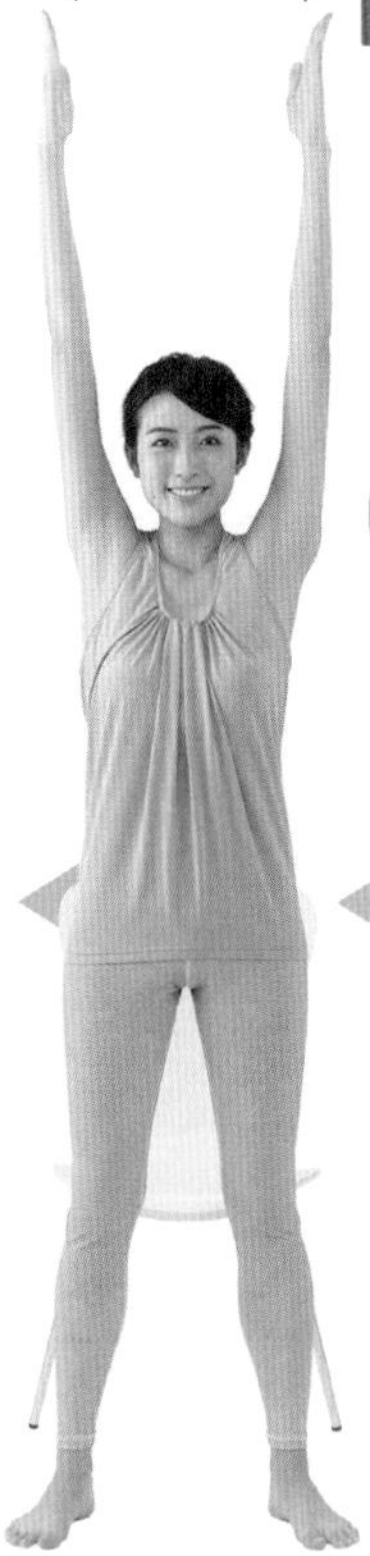

もっともっと！できるだけ伸びて！

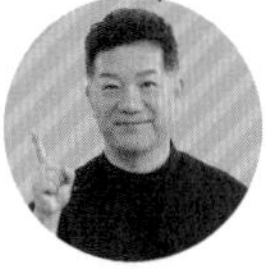

手を伸ばして立つ

15のポーズで刺激する背中の筋肉は、脊椎を背部から縦に支えている脊柱起立筋。立ち姿勢や運動をするときの体幹の要になります。いつまでも自分の脚でしっかり歩くために大切な筋肉です。

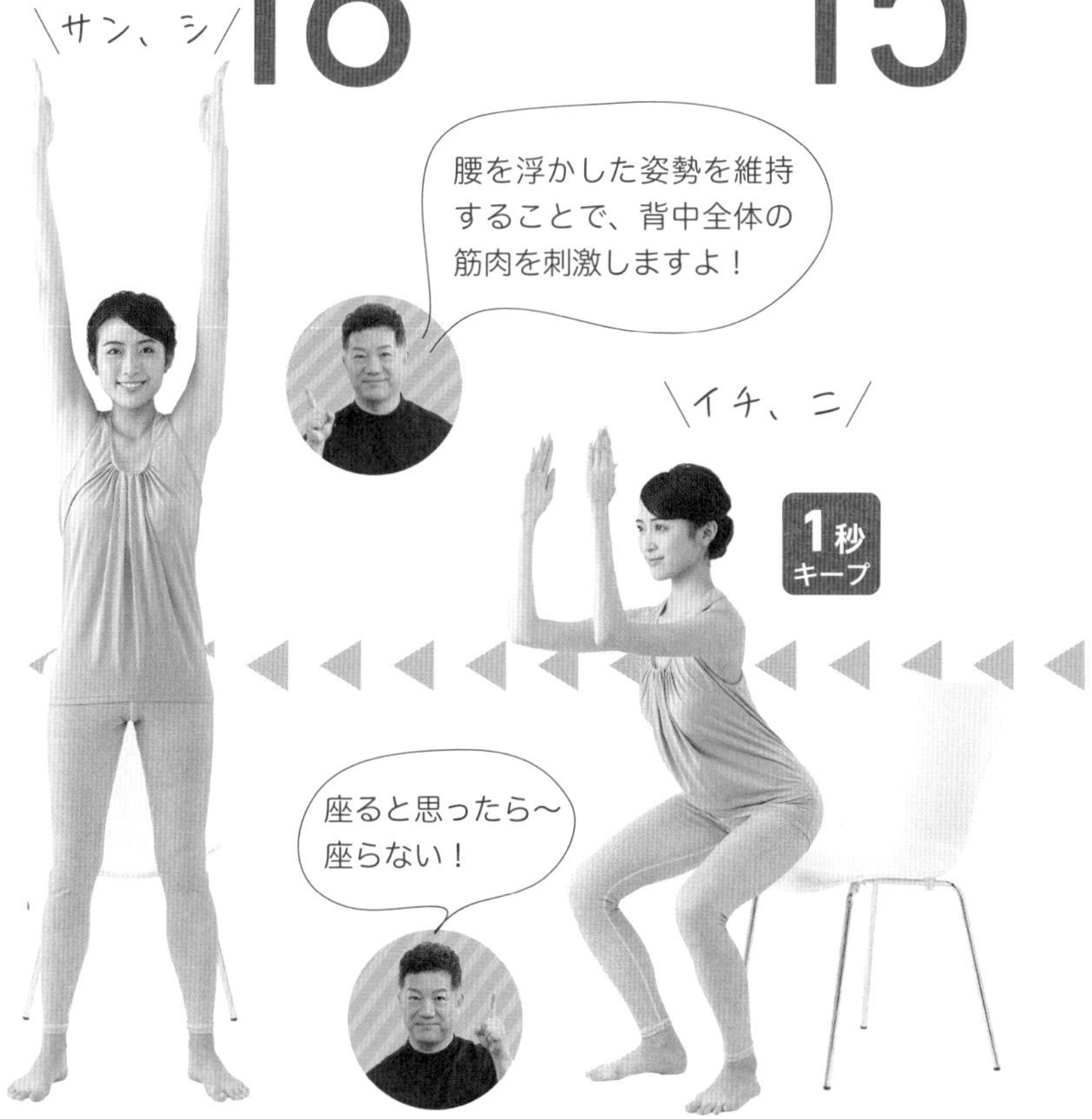
\イチ、ニ/
1秒キープ
腰を浮かした姿勢を維持することで、背中全体の筋肉を刺激しますよ！
座ると思ったら～座らない！
\サン、シ/

15

座ると思ったら～座らない！

お尻がイスにつく直前でストップ！ そのまま1秒キープします。

16

手を伸ばして立つ

15のポーズからイスにお尻をつけずに、そのまま手を伸ばして立ちます。

朝 動的肺ストレッチ⑤

17

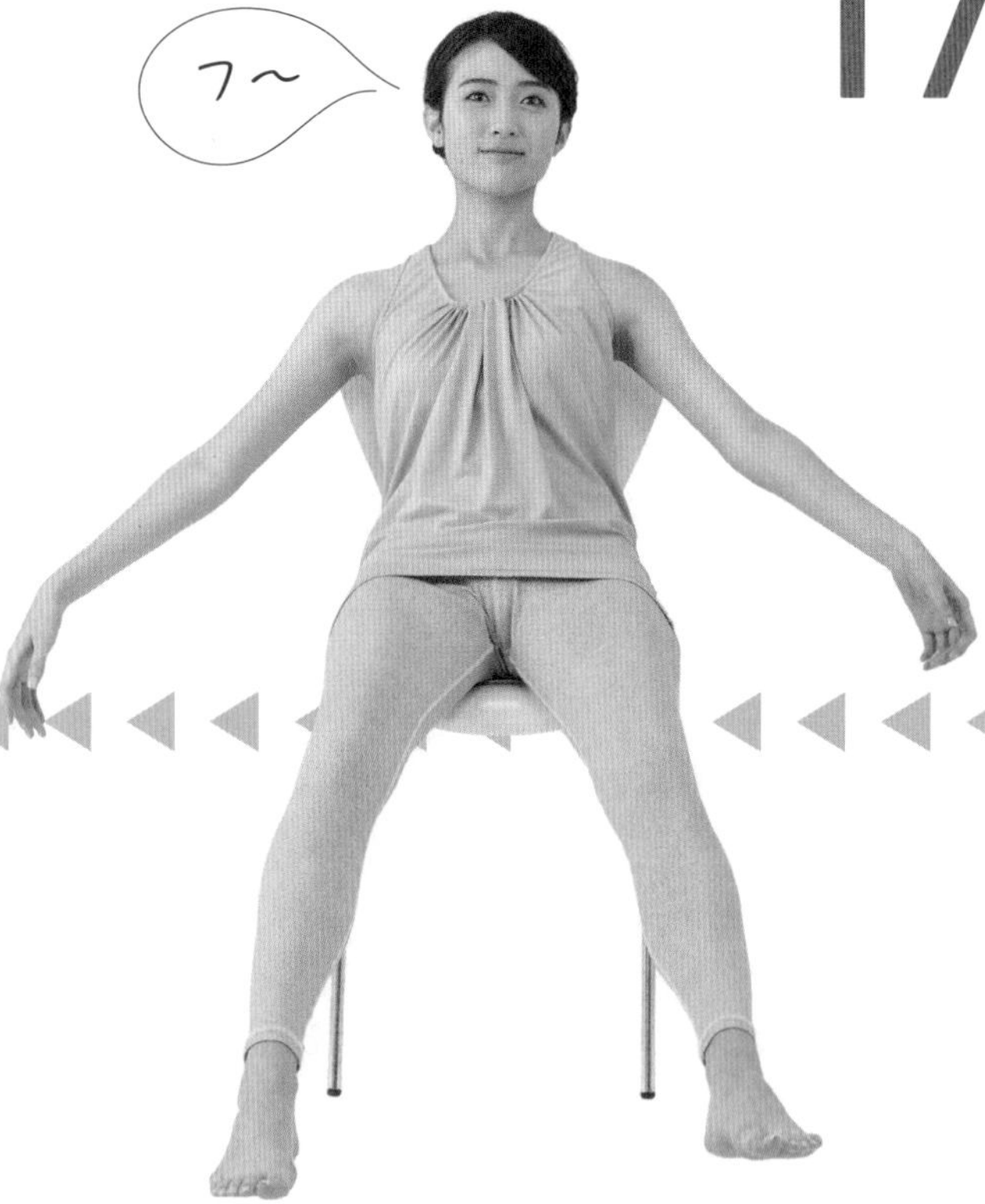

座って脱力～

イスの背もたれによりかかるようにして、思いっきり脱力してください。

動的ストレッチの最後は、思いっきり脱力します。このあと、**1**のポーズに戻ると弛緩から収縮の動きになり全身の筋肉が使われます。余裕があるなら、**1～17**を数回繰り返してください。

1～17までを30秒を目安に行なってみましょう。慣れてきたら数回繰り返してください。

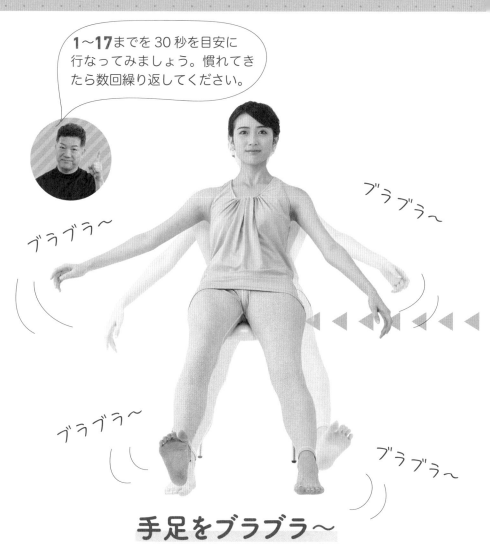

手足をブラブラ～

手足をブラブラさせて力を抜きましょう。

＼朝と夜だけやれば効く！／

夜の肺ストレッチ

全部で約1分！

約10秒 表

82ページ

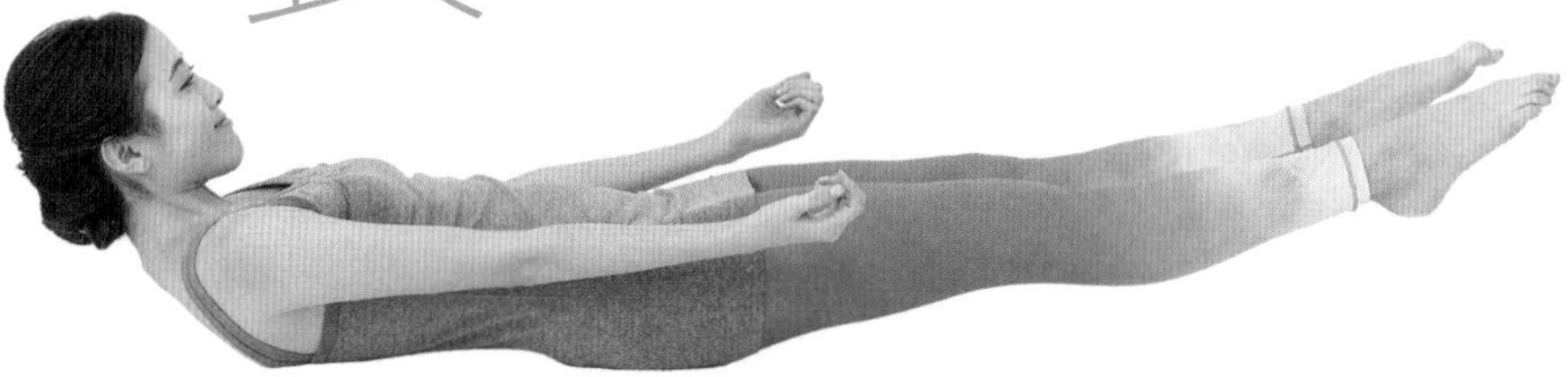

約10秒 裏

83ページ

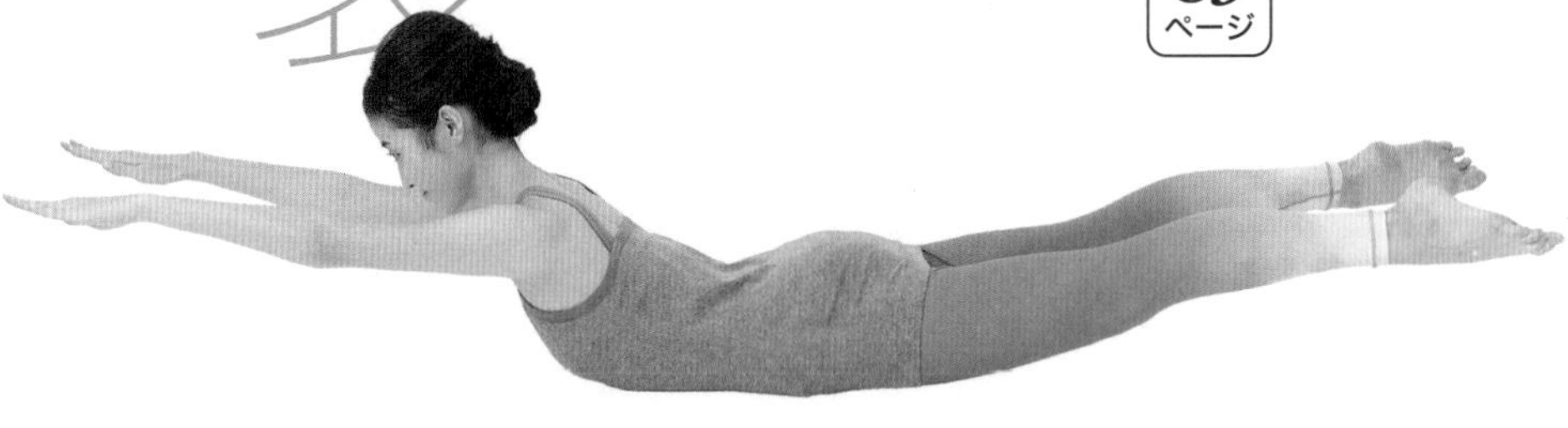

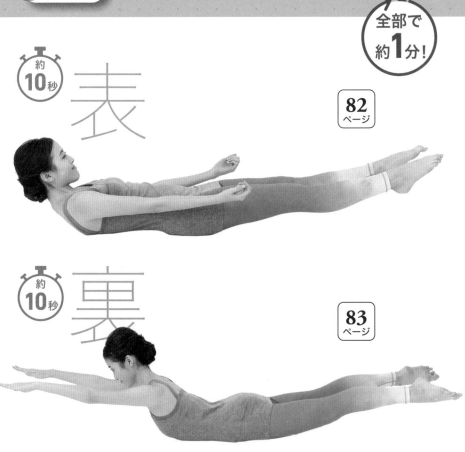

全身の筋肉を刺激してリンパの流れをサポート。夜、眠っている間に体の浄化を強化するエクササイズです。

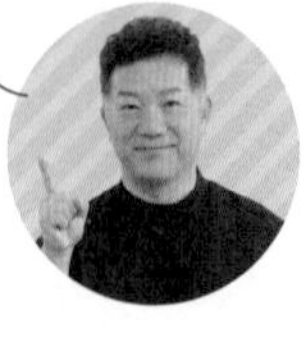

睡眠は体のメンテナンスの時間。昼間、緊張が続いていた心身をリラックスさせるために、ゆっくりと呼吸をしながら、静的肺ストレッチで体を整えていきます。

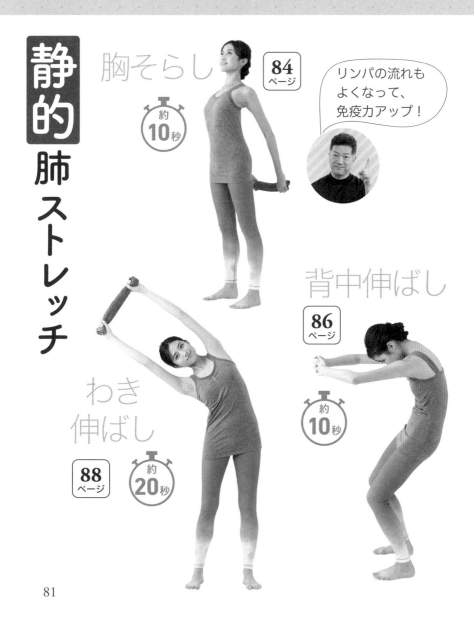

静的肺ストレッチ

胸そらし

84ページ

約10秒

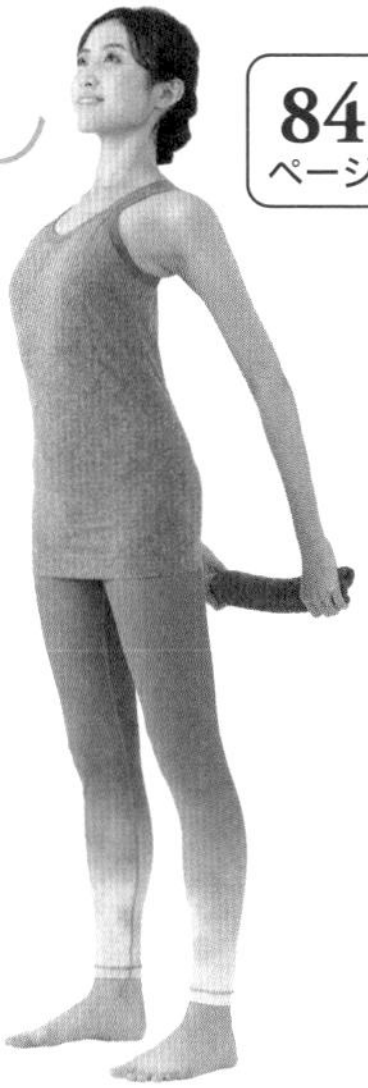

リンパの流れもよくなって、免疫力アップ！

背中伸ばし

86ページ

約10秒

わき伸ばし

88ページ

約20秒

＼朝と夜だけやれば効く！／

夜 表《おもて》・裏《うら》

あお向けになって両手両脚、頭を20cmあげる

10秒キープ

床にあお向けに寝て、手を軽くにぎる。両手両脚、頭を床から 20cm ほど上げて、そのまま 10 秒キープして戻す。

表

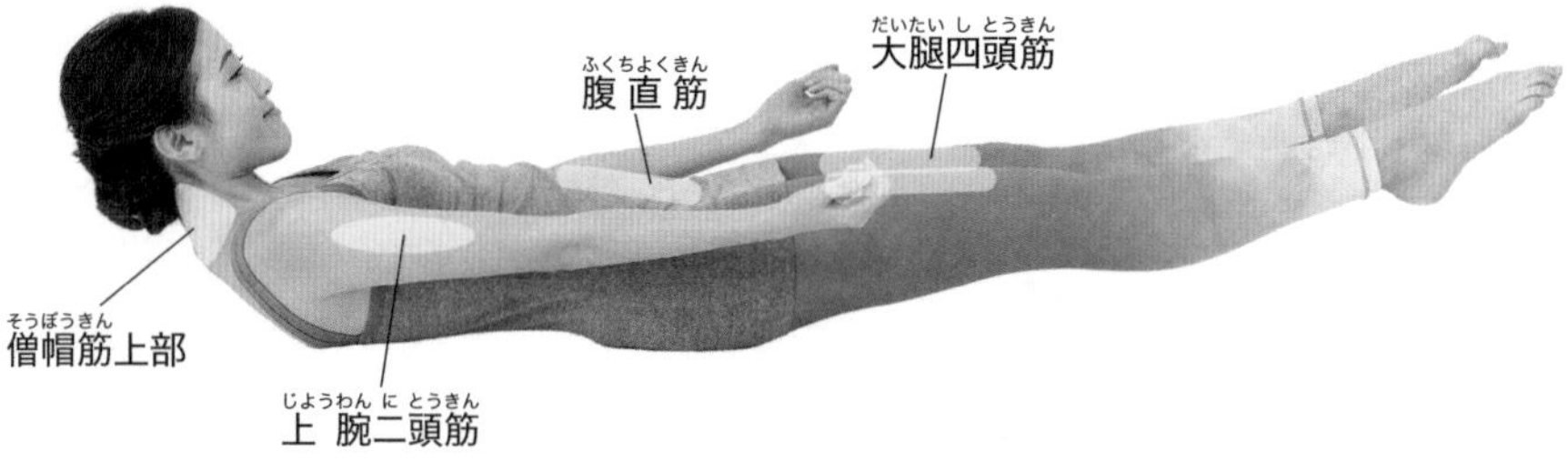

体の前面にあるすべての筋肉を刺激します。

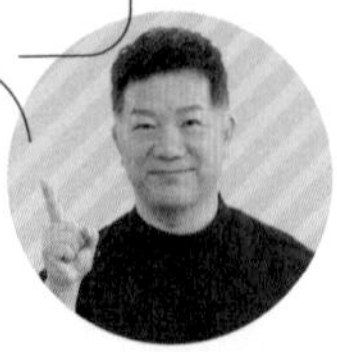

「今日は時間がない」「ちょっと面倒だな」という夜でも、この“表裏”のポーズだけは行ないましょう。全身の筋肉をしっかり使い、リンパの流れをよくするので、不調の予防や改善にもつながります。

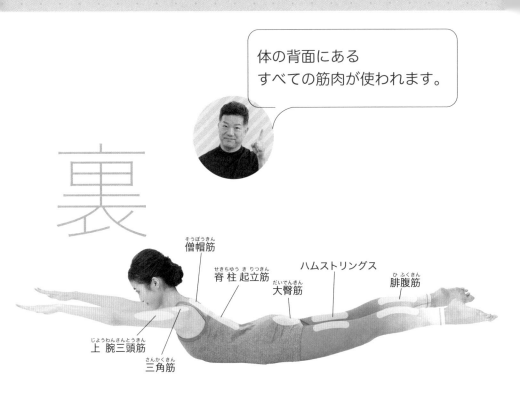

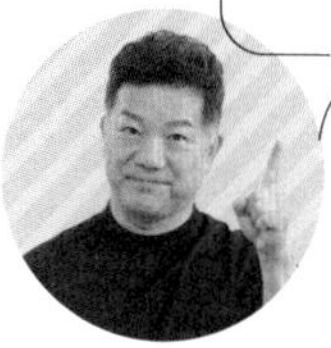

裏

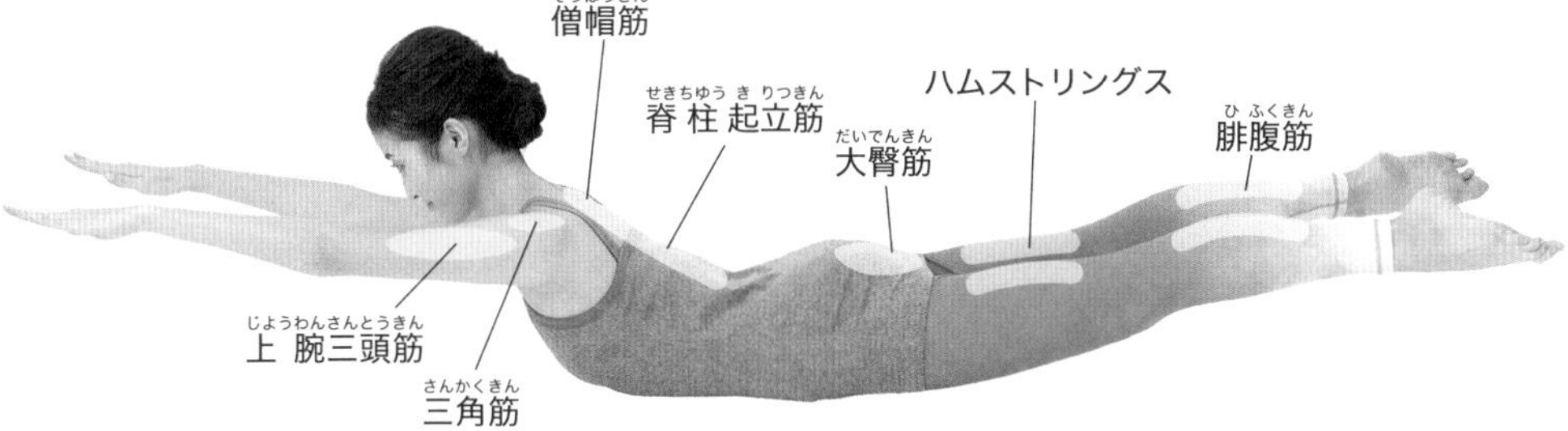

うつぶせになって、両手両脚を伸ばして上げる

10秒キープ

床にうつぶせになる。両手両脚を伸ばして、床から20cmほど上げて、そのまま10秒キープして戻す。

夜 静的肺ストレッチ①
胸そらし

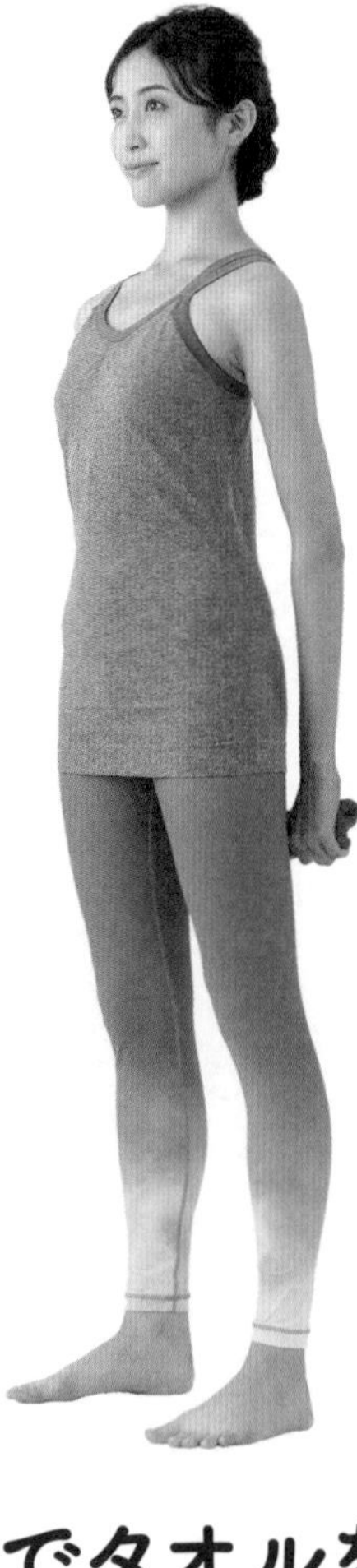

1

後ろ手でタオルをつかむ

足を肩幅に開き、背中側にまわした両手でタオルをつかみます。正面を見て背筋はしっかり伸ばします。

胸の筋肉の萎縮を改善し、ほぐすことができるストレッチです。胸部にある骨が大きく開くことで肺に酸素が入りやすくなり、肺活量が増えます。血圧の降圧作用が促される効果もあります。

タオルをつかんだ手を下に引っ張りながら、さらに両腕を上にあげると効果倍増です。イスに座って行なってもいいですよ！

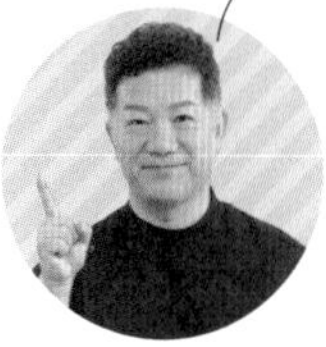

2

10秒
キープ

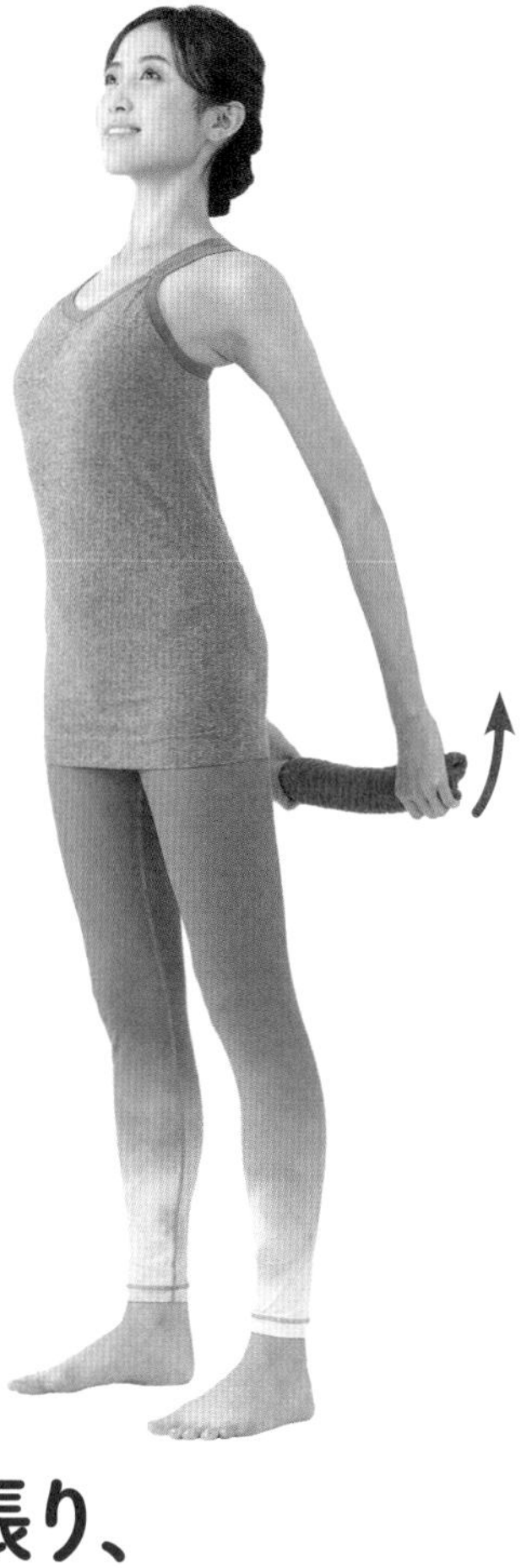

イスに
座るとき

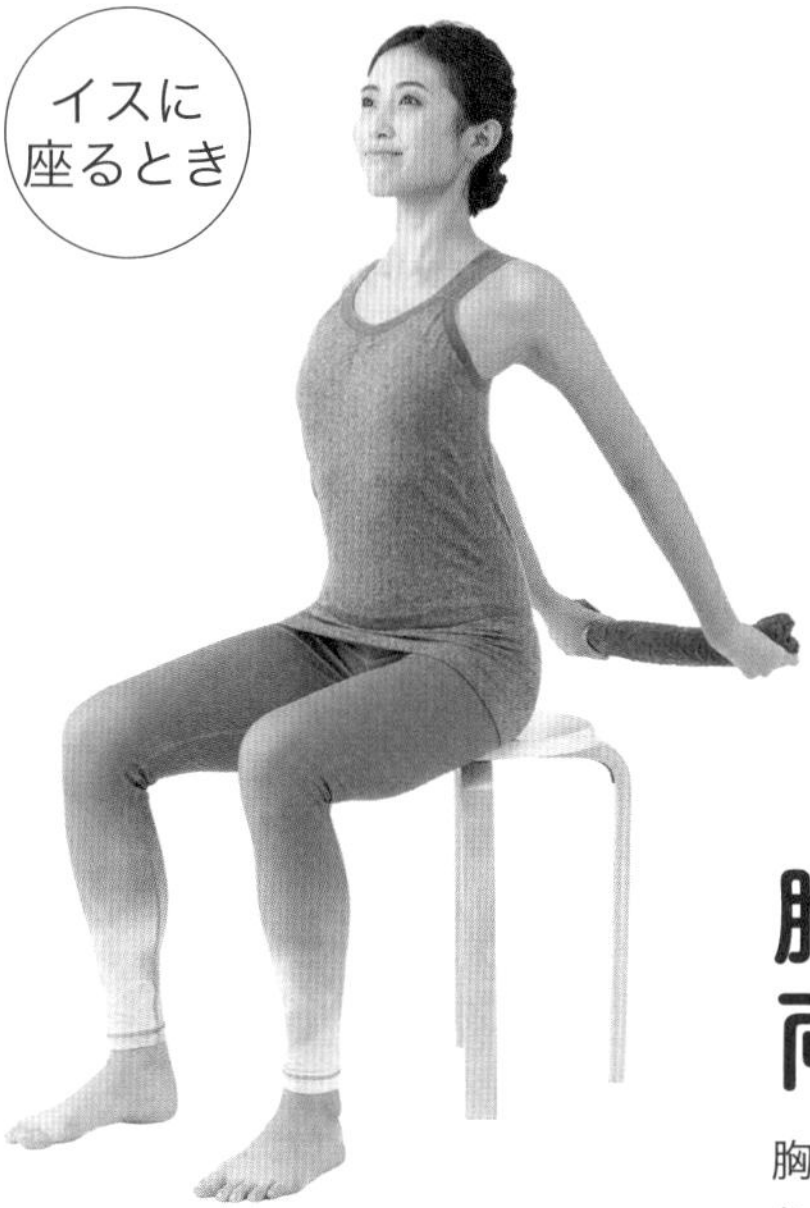

胸を張り、両手とあごを上げる

胸を張って、タオルをつかんだ両手をゆっくり上にあげます。あごもゆっくりと上げて、そのまま10秒キープして戻ります。

夜 静的肺ストレッチ② 背中伸ばし

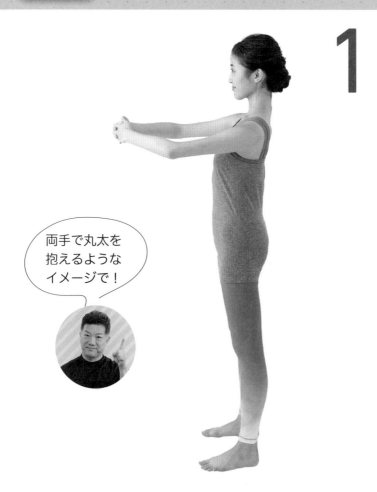

1

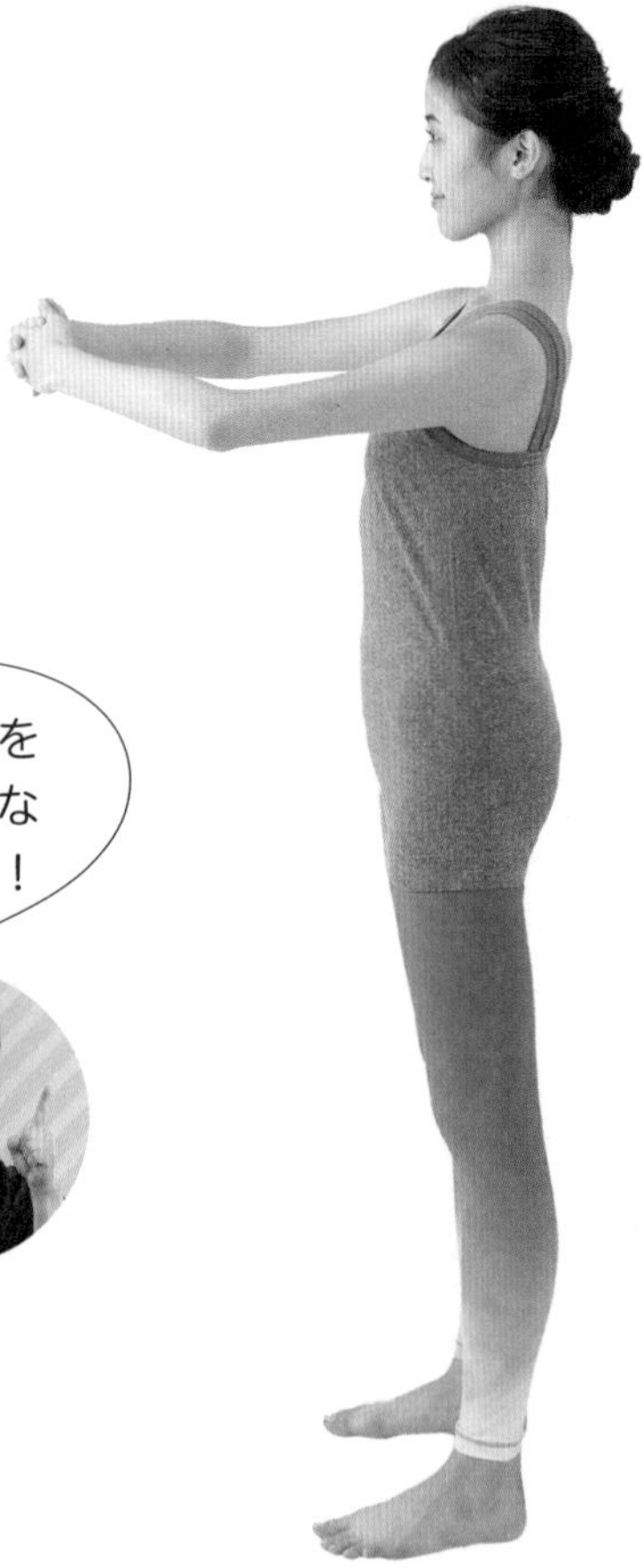

両手で丸太を
抱えるような
イメージで！

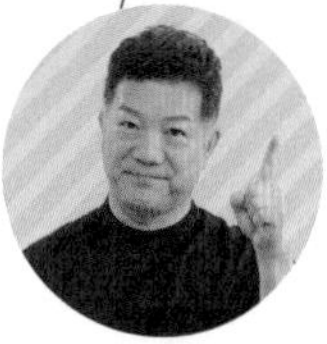

両手を組んで前に出す

足を肩幅に開いて、両手を組んで前に出します。

背中の両脇の筋肉である広背筋をストレッチします。背中は体の中でも面積が広い部分。背中の血行がよくなることで酸素が体のすみずみに行き渡ります。同時に背中まわりのリンパの流れもよくなります。

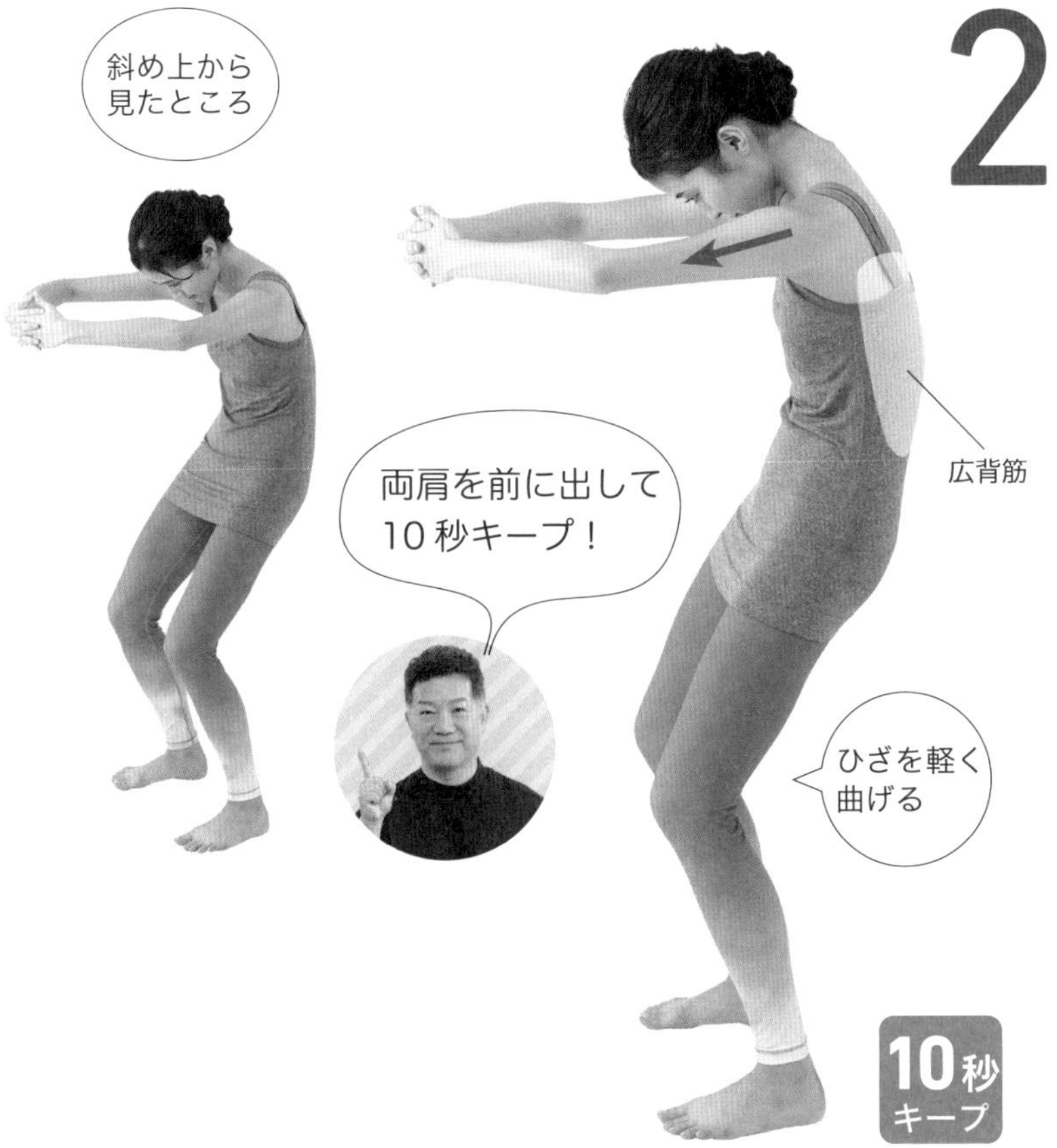
斜め上から見たところ
2
広背筋
両肩を前に出して10秒キープ！
ひざを軽く曲げる
10秒キープ

ひざを軽く曲げて、両肩を前に出す

ひざを軽く曲げて、両肩を前に出して10秒キープしましょう。

夜 静的肺ストレッチ③ わき伸ばし

1

慣れてきたらタオルを持つ幅を狭くして、レベルアップしてみましょう！

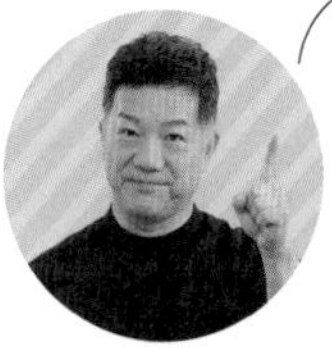

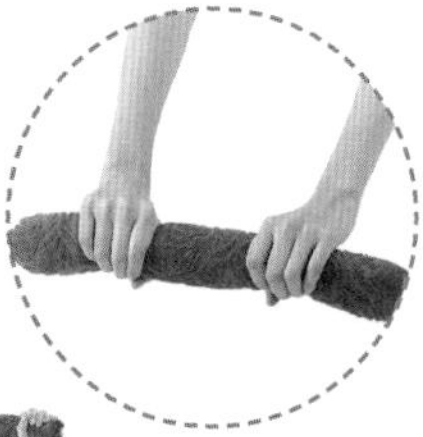

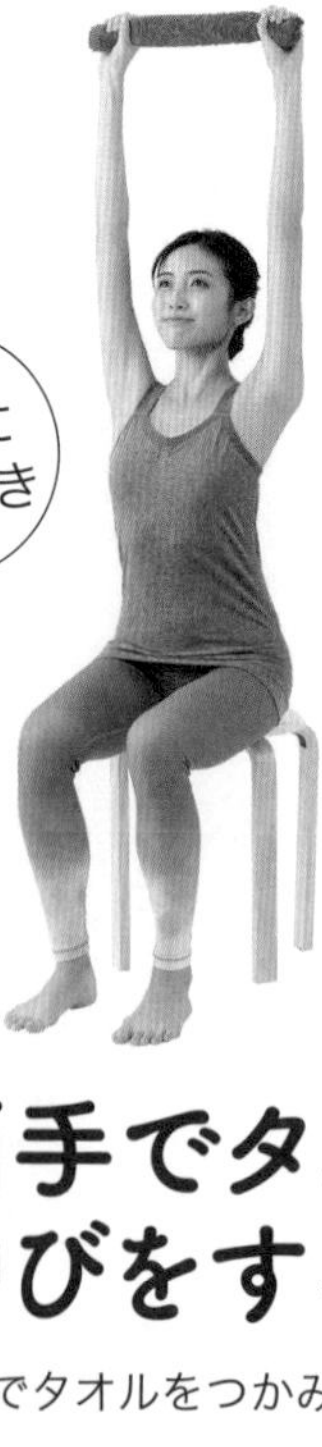

イスに座るとき

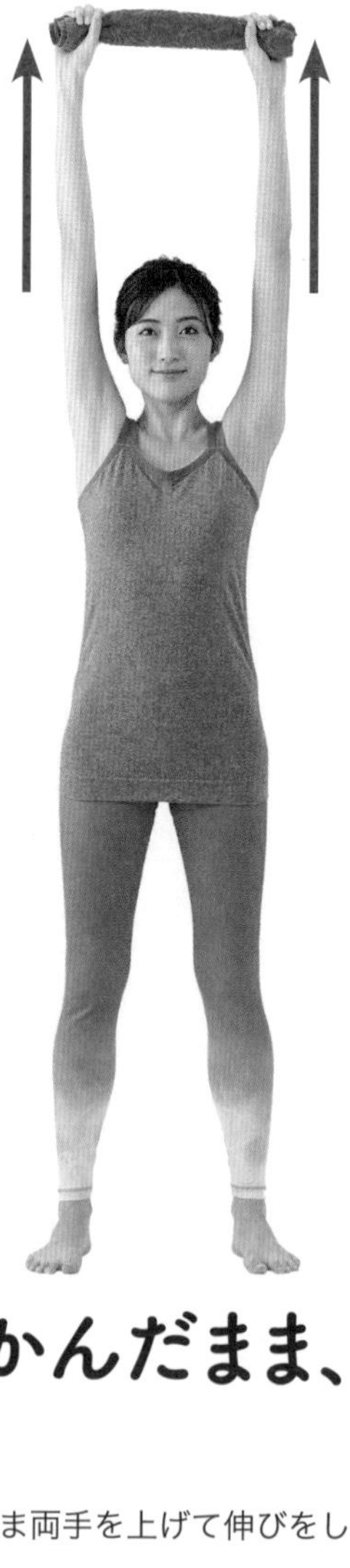

両手でタオルをつかんだまま、伸びをする

両手でタオルをつかみ、タオルをつかんだまま両手を上げて伸びをします。

わきを伸ばすと、鎖骨、胸、わきの下のリンパの流れがよくなります。また、わきを伸ばしてかたくなった体をほぐすことで、副交感神経が優位に。ストレスも解消できて、夜のストレッチにぴったり。

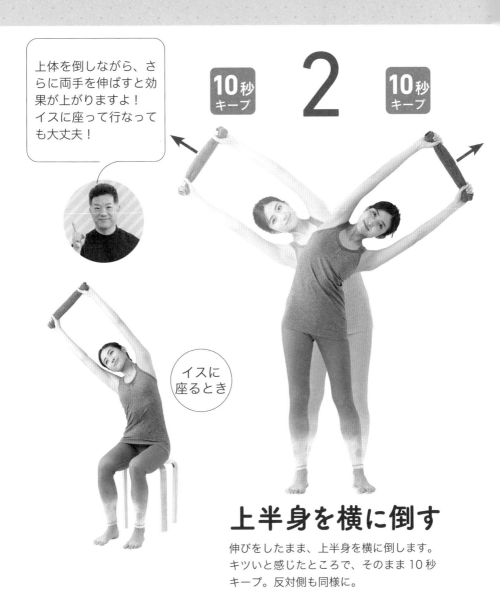

上体を倒しながら、さらに両手を伸ばすと効果が上がりますよ！
イスに座って行なっても大丈夫！

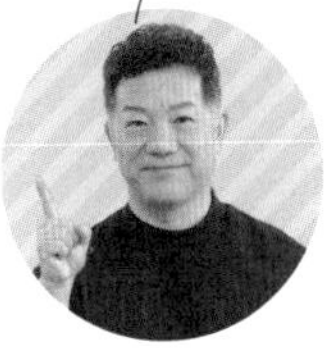

10秒キープ

2

10秒キープ

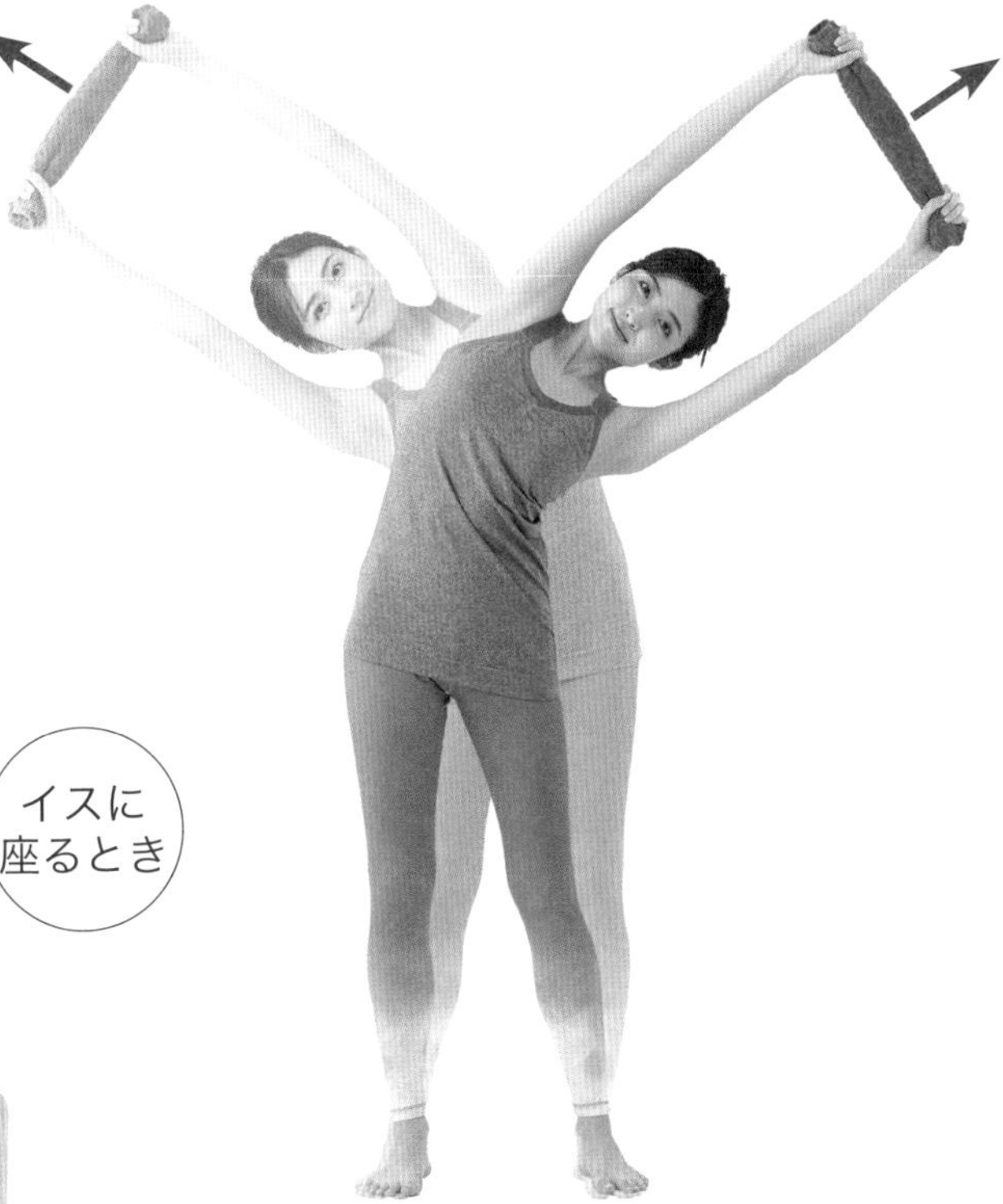

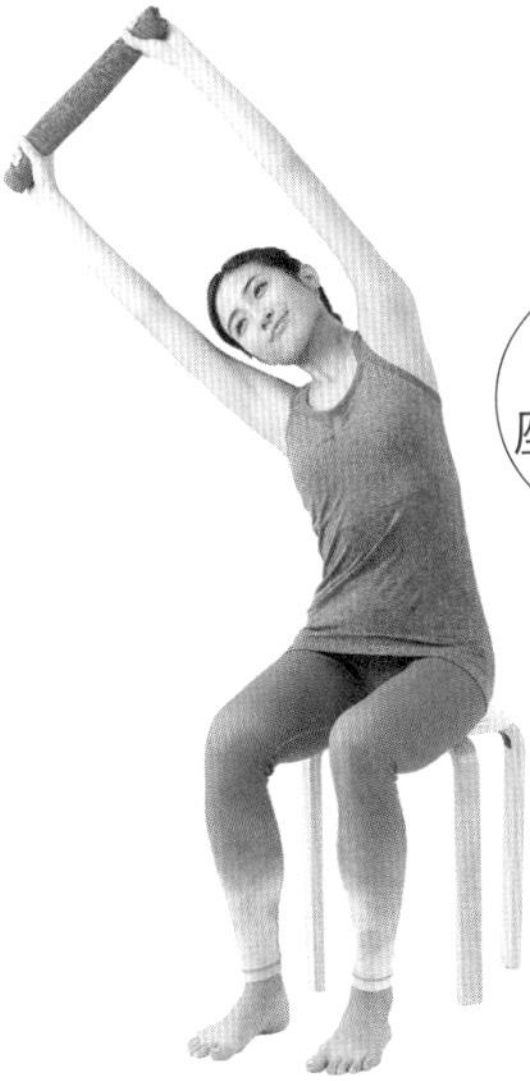

イスに座るとき

上半身を横に倒す

伸びをしたまま、上半身を横に倒します。キツいと感じたところで、そのまま10秒キープ。反対側も同様に。

「ながら」肺ストレッチのススメ

「肺ストレッチ」は、かしこまって行なうのではなく、毎日の生活の中で、自然に行なうのがオススメです。たとえば、朝の動的肺ストレッチも、リビングのソファなどを利用すると、無理なく習慣化しやすいでしょう。

（下の写真はダイジェストです。67ページ同様、1～17までひとつずつ行なってください）

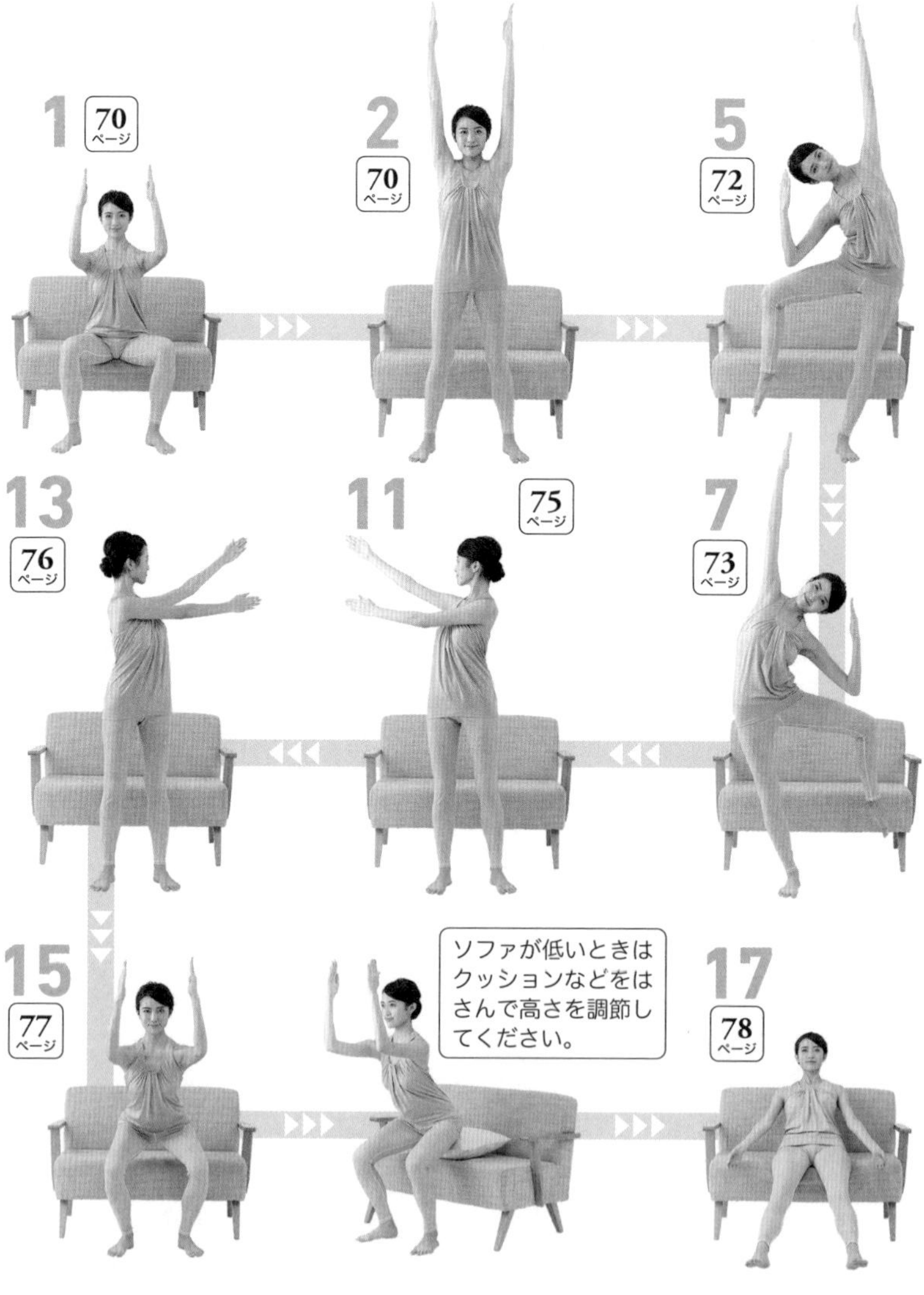

PART 4

免疫力が向上する！「新しい生活習慣」

「バランスのよい食事」ってどんな食事？

「しっかり食べる」ことが健康のバロメーターであることは、PART1で説明した通りです。免疫力向上のためには呼吸と運動、食事が大切であることも、これまでに繰り返し述べてきました。

ところで、「健康増進には『バランスのよい食事』が大切」とよく言われますが、そもそも「よいバランス」とは、どういうことなのでしょうか？

「コレステロールを摂りすぎないように、油やお肉は控えて野菜を多めにしている」「糖質制限で肥満防止」というのが、最近の健康志向の人たちの「バランスのよい食事」ではないでしょうか。しかし、野菜が健康にいいからと、お肉を控えて野菜中心の生活にしたり、糖質制限でご飯を食べるのを控えたりすることが、本当に「バランスのよい食事」なのでしょうか？

「糖と脂の吸収を抑える」「野菜不足のためのサプリメント」など、メディア広告の効果なのか、「バランスのよい食事」というものを、多くの人が誤解しています。

私たちの活動に欠かせない「三大栄養素」

栄養面で、私たちが生きていくうえで欠かせないのは、**「糖質」「たんぱく質」「脂質」**の三大栄養素です。

糖質は活動するためのエネルギー源に、脂質（コレステロール）は細胞の材料に、たんぱく質は筋肉や血液、髪、肌などをつくります。

かたよった食事制限や極端なダイエットをしていると、私たちを形づくる三大栄養素さえもが足りなくなってくる恐れがあります。

たとえばみなさんは、とてもお腹が減ったときに、わざわざ野菜を食べたいと思いますか？　そんなときに食べたくなるのは、やはりおにぎりやパン、麺類などの炭水化物（糖質）ではありませんか？　炭水化物は、人間が活動するためのエネルギー源になるからです。もちろん、どんなに体にいいものでも、多すぎてもダメですし、少なすぎてもダメ。適度な量というものが、すべてにおいて当てはまります。

このパートでは、食事や栄養素、生活習慣などにまつわるみなさんの誤解を正して、ウイルスや病気に負けない体づくりのためのアドバイスをしていきたいと思います。

体に必要なエネルギー源は糖質で摂る

ダイエットや健康増進の目的で、主食を控える糖質制限をしている方が、いまだに多いようです。「糖質を多く摂ることで、インスリンが過剰分泌して中性脂肪に変えてしまうから太る原因になる。だから、なるべくご飯やパンは控えめにしたほうがいい」という理屈です。しかし、これは短絡的で危ない考え方だと言えます。

糖質は脂肪を燃焼させるためにも必要なものであり、ダイエットにはむしろ欠かせないものなのです。炭水化物を摂らずに体内の糖質不足が続くと、体は脂肪ではなく、筋肉を分解してエネルギーを確保しようとします。糖質制限ダイエットをすると一時的に体重が減るのは、脂肪ではなく筋肉が減少しているからなのです。

筋肉は糖や脂肪を燃やして、熱エネルギーを産生《さんせい》します。その筋肉がないと、食べたぶんが体に溜め込まれてしまい、かえって太りやすくなります。

そして筋肉量が減って熱エネルギーが全身に行き渡らないと、体温が下がり、免疫力も必然的に低下してしまうのです。

糖質と免疫の関係

免疫力の向上には、糖質が重要な役割を果たします。これはあまり知られていないのですが、血液成分の中で、特に**赤血球は、糖質がないと動けなくなってしまう**のです。赤血球は酸素を運ぶ働きがありますから、その機能が低下すると、全身が酸素不足に陥り、代謝が下がり免疫力も低下してしまいます。

脂質は運動しないと熱エネルギーをつくりませんが、糖質は、運動ナシ、食事だけで熱エネルギーをつくってくれる、体にとって大切な栄養素なのです。特に人間の脳は、糖質（ブドウ糖）だけがエネルギー源です。糖質が不足すると、頭の回転が鈍くなったり、ボーッとしてしまったり、疲れやすくなったりと、さまざまな悪影響が生じてしまいます。

糖質は、私たちが生きるために必要不可欠のもの。決して悪者ではないのです。

動物性たんぱく質を食事に採り入れる

40歳を過ぎたあたりから、「あまり肉を食べなくなった」という方も多いのではないでしょうか？　実は、それは老化のサインです。高齢でも元気でいきいきされている方は、「朝からステーキ」など、お肉を毎日でも食べられるくらい健康ということです。みなさんも、ぜひ肉類を食べてください！

私たちの体に必要なたんぱく質は、大豆からでも摂れますが、欠かすことのできない「必須アミノ酸」は、肉や卵、牛乳に圧倒的に多く含まれています。アミノ酸とはたんぱく質を合成する成分のことで、特に体内ではつくり出せないものを「必須アミノ酸」と言います。**たんぱく質は「命のもと」**です。実際、私たちの体の約6割が水分で、残りの半分がたんぱく質です。皮膚や毛髪、筋肉、骨、内臓、さらには血液、ホルモンなども、たんぱく質なしでは産生できません。

昨今は、高齢者の「低栄養」が問題になっています。高齢者の場合、栄養成分が吸収されにくいということもありますが、特に必須アミノ酸をバランスよく含む良質なたんぱく質の摂取が不足している人が多いというのが実情のようです。

高齢期の筋肉減少は「サルコペニア」と呼ばれ、つまずきや転倒など、「寝たきり」を招きかねないリスク要因となります。予防には、運動とともに食事が特に大切で、肉類や卵、乳製品などの動物性たんぱく質を積極的に摂取するのが効果的です。

栄養豊富な豚肉がおすすめ

肉類の中でも特におすすめなのが、豚肉です。糖質をエネルギーに代えるビタミンB_1や、筋肉や血液をつくるB_6を多く含んでいるからです。

ビタミンB_1を多く含む代表格としては、玄米の胚芽がよく挙げられますが、ご飯茶碗1杯(約120g)で0・19mg。それに比べて豚ヒレ肉は100gあたり1・32mgと、はるかに効率よく摂取できます。

なお、ビタミンB群は水に溶け出しやすいので、手早く炒めるか、煮込み料理で煮汁も一緒に食べるようにしましょう。また、玉ねぎやにんにくなどに含まれるアリシンには、ビタミンB_1と結合して吸収されやすくなる作用があるので、それらと一緒に食べられるメニューにすると、なおよいでしょう。

コレステロールは細胞の再生に不可欠

コレステロールは、肥満や動脈硬化など「生活習慣病」の元凶とされることが多く、「体によくない」という印象を抱かれる方が多いと思います。しかし、日本では2015年に厚生労働省が「充分な科学的根拠がない」とコレステロールの摂取基準を撤廃したことを、ご存じでしたでしょうか？

実は**コレステロールは、体にとって、とっても大切な栄養素**なのです。

人間の細胞は大まかに言うと、外側の膜がコレステロールで、中身はたんぱく質でできていて、常に古い細胞から新しい細胞へとつくり替えられていますが、コレステロールが足りなくなったら、新しく細胞が再生できず、老化の一途をたどります。

コレステロールの重要な役割

①筋肉、内臓、皮膚などはすべて細胞の集まりですが、コレステロールはその細胞膜をつくっています。

②女性ホルモンや男性ホルモン、副腎皮質ホルモンなど、生きるうえで必要なホルモンの原料となって生命活動を支えています。

③紫外線に当たることで、骨の形成に必要なビタミンDを合成します。

④脂質を消化吸収するための胆汁酸の原料となります。

私たちの体に必要なコレステロールの2～3割は食事から摂取され、残りの7～8割は肝臓で産生されています。コレステロールを食事で多く摂りすぎたら、体内でつくる量を減らす。逆なら体内で多くつくるというように、肝臓が上手にコントロールしてくれて、体内のコレステロール量はほぼ一定に維持できています。

体に蓄積されている脂肪は、いわば「食事でコレステロールが摂取できないときのための貯金」です。体脂肪を適切に貯蓄しておけば、肝臓に過度な負担を強いることが避けられるわけです。したがって油脂類やコレステロールの摂取を極端に避けることは、本来望ましいことではないのです。

これからの時代は、コレステロールと「仲よくやっていく」という発想が大切になってくるのではないでしょうか。

野菜を食べるなら中華料理か鍋もの

「お肉もいいけど、野菜もしっかり食べて」。子どもの頃、よく言われたものです。それは、野菜にはビタミンやミネラルが豊富に含まれているからです。

ビタミンやミネラルは、人間の生理機能を正常に働かせ、強化する効果がありますが、体内では合成できないために、食事で摂る必要があります。

ただ、野菜単体に含まれるビタミンやミネラルはごく微量で、必要量を確保しようとすると、とんでもない量の野菜を食べなければなりません。たくさん食べようにも、一度に大量に食べにくいのが、野菜の難点です。

そこで私がおすすめしたいのが**中華料理**。野菜の半分以上は水分なので、中華料理は、炒めたりゆでたりすることで野菜の水分を抜くので多くの量が食べられますし、栄養素だけを濃縮して摂れます。

さらに中華料理は、野菜のほかに肉類や魚介類など、さまざまな食材が入っているので栄養バランスも適切で、とても理に適った料理だと言うことができます。

鍋ものも栄養たっぷりです

中華料理以外であれば、**「鍋もの」**がよいと思います。

鍋のいいところは、さまざまな食材の組み合わせが可能であること。しかも水溶性ビタミンのように、栄養素が水分に溶出してしまうようなものでも、スープや出汁《だし》と一緒に、余すことなく摂取できます。鍋はさまざまな食材のエキスがすべて入っている「栄養素の玉手箱」なのです。

そして「シメ」にはご飯やうどんを入れて、卵でとじて全部戴《いただ》きましょう。卵には理想的な必須アミノ酸がすべて含まれていますから、「無敵のトッピング」と言えます。

余った出汁やスープは、保存のきく範囲内でストックしておき、たとえば食欲のないときなどに温めて飲むだけでも、充分な栄養補給になります。

そのほか、野菜類から有用な栄養素を効率的に摂取するには、発酵食品がおすすめです。漬物などにすると栄養価が数倍アップします。

生では食べにくい野菜類でも、漬物などにすると食べやすくなり、たくさんの量が食べられるのがうれしいですね。

発酵食品で腸内環境を整える

免疫力の向上には、「腸内環境を整えること」も効果的です。

腸は、食べたものを消化、吸収する器官ですが、病原菌やウイルスなど、外部からの異物を防ぐ機能である「免疫システム」における重要な役割も担っており、「免疫細胞」の7割近くが腸にいて守ってくれています。

腸は食べ物と一緒に異物が直接的に入ってくるところなので、それだけ多くの免疫細胞が集まっています。人間の体は本当にうまくできています。

また、糖尿病や肥満、認知症、アレルギーなど、特に高齢者が気をつけたい疾病にも、腸内環境の善し悪《よあ》しが大きく関わっていることがわかってきました。

腸には善玉菌《ぜんだまきん》、悪玉菌《あくだまきん》、日和見菌《ひよりみきん》と呼ばれる菌がいますが、圧倒的に数が多いのは日和見菌です。

日和見菌とはその名の通り、状況によって善玉菌にも悪玉菌にもなれる菌ですが、善玉菌が多ければ腸内環境は良化し、悪玉菌が多くなると悪化します。

悪玉菌の増加を抑えるためには、乳酸菌を含む食物を積極的に摂ることが大切です。乳酸菌とは「糖類を食べて乳酸を出す細菌」のことで、悪玉菌の増加を抑え、腸内環境を整えてくれます。乳酸菌はヨーグルトや漬物、チーズなどの発酵食品に多く含まれています。

日和見菌を味方につけて善玉菌を増やそう！

善玉菌優位の腸内環境を整えるには、腸内細菌の最大勢力である日和見菌を善玉菌に変えるしかありません。最近の研究では、日和見菌の多くが「土《ど》壌菌《じょうきん》」であることがわかっています。ということは、土壌菌を多く摂り入れればいいのです。それには**「土いじり」**がとてもいいのです。

土壌菌とは、土の中に棲息《せいそく》する微生物の総称です。特殊なものではなく、土の粒子が浮遊する空気中にも存在しており、たとえば納豆を発酵させている納豆菌も、「枯《こ》草菌《そうきん》」という土壌菌の一種です。土にさまざまな細菌や微生物がいるからこそ、栄養豊富な農作物は育ちます。土や泥に触れると、なぜか心が落ち着いたり癒やされたりするのは、体が土を必要としているからなのかもしれません。

除菌や殺菌はほどほどに

新型コロナウイルス感染症の流行で、薬局やドラッグストア、スーパーマーケットやコンビニから、除菌スプレーや除菌シートなどの「除菌グッズ」が姿を消したことがありました。いまや家庭でも街中でも、いたるところに消毒液が設置され、手指をまめに消毒することが、「新しい生活様式」のひとつとなっています。

しかし、そうした消毒や除菌のしすぎが、私たちの体にどんな影響を及ぼすか、考えたことはありますか？　**雑菌にまったく触れない生活、きれいすぎる暮らしというものが、私たちの免疫力を低下させてしまう**可能性があるのです。

太古の昔から私たちは、さまざまな雑菌に触れ、それらを体に取り込み、耐性を身につけてきました。ところが現代社会では、公衆衛生の発達によって清潔が常に保たれ、除菌、殺菌の機会も増加しているため、いまや雑菌に触れる機会は皆無と言っても、決して言いすぎではないかもしれません。

感染症や食中毒の危険があるので、慎重になるのはわかります。しかし、私たちの体において、雑菌に対する免疫力が低下し、抵抗する力が弱ってしまっては、新型コロナウイルスだけでなく、これからも出現し続ける新しいウイルス、未知の病原菌に直面したときに、しっかりと戦い、生き延びることができません。極端な消毒、除菌、殺菌が私たちの命を脅かしてしまうとすれば、それこそ本末転倒です。

湿度たっぷりのお風呂がウイルスを撃退

消毒や除菌、殺菌に過度に神経質になるくらいなら、1日に1回、**お風呂でリラックスタイム**を楽しんでください。それでウイルス対策は充分です。

できればシャワーではなく、ゆっくり湯船につかってください。もうもうと湯気があがる浴室で湯船につかれば、体に付着したウイルスは死滅します。ほとんどのウイルスは湿度と高温に弱いのです。さらに、呼吸によってたっぷりの水蒸気を気管から肺に吸い込めば、気道や肺にいるウイルスも駆除できます。シャワーだけでは湯気が立ちにくいので、湯船にお湯を張って浴室に湯気を充満させるのがコツです。

温泉の有効成分も免疫力向上に効果的です。ストレスは免疫力低下の原因のひとつとなりますが、温泉に入ることでリラックス効果も得られるので一石二鳥です。

笑うとウイルスは逃げ出す

ストレスが免疫力の低下に影響を及ぼすことは前項でも述べましたが、いちばん簡単なストレス解消法は、「笑うこと」です。

強いストレスや継続的なストレスは交感神経を優位にして私たちに緊張を強制し、自律神経が乱れることから、心身のさまざまな障害を誘引し、免疫力の低下も招いてしまいます。

家庭や仕事などでイヤなこと、つらいことがあって元気が出ない——そんなとき、いい方法があります。

脳を錯覚させるのです。割りばしやペンを横にして、口にくわえてみてください。口角が上がり、まさに「つくり笑顔」。

私たちは楽しいから笑うのだと思いがちですが、どうやら脳は「笑っているとなんだか楽しい」という回路が働くようなのです。ですから、この「ペンをくわえてつくり笑顔」で気持ちも上向きになります。ぜひ試してみてください。

笑うことでＮＫ細胞が活発になります

「笑い」の効果はまだあります。

笑うことで、免疫細胞であるＮＫ細胞が活発になると、以前から言われてきました。

それが、最近の研究で、脳内ホルモンである快感物質・ドーパミンの作用により、ＮＫ細胞が増えることがわかりました。

気持ちが上向きになれば、身体機能も回復し、免疫力も回復しますから、「笑えばウイルスが撃退できる」というのは、本当だったのです。

ほかにも、脳の血流がよくなる、脳の働きが活発になる、自律神経のバランスが整うなど、「笑い」の効果はたくさんあります。

気持ちが前向きになるだけではなく、笑うことは体にもよい作用を及ぼすのです。

さぁ今すぐ、とにかく笑ってみましょう！

睡眠は「1日7時間」を心がける

北海道大学で全国11万人を10年間追跡調査した研究によると、「7時間睡眠（6時間半〜7時間半）」が、もっとも死亡率が低く、長生きできるとのことです。逆に6時間未満の睡眠や長すぎる睡眠は、脳血管障害や心疾患など、命を脅かす重篤な疾病発症のリスクが増加するそうです。

人は眠ることで「脳を休ませている」と思いがちですが、睡眠のメインの仕事は「体の修復」です。

人は眠ることで体のメンテナンスを行ない、ケガや病気に負けない強い体を維持しているのです。睡眠不足の蓄積は、さまざまな疾病の発症リスクを高めますから、それこそ**「睡眠不足が命取り」**となることもあるのです。

就寝前は脳を刺激しないように

睡眠時間も大切ですが、忘れたくないのは「睡眠の質」です。

いわゆる「浅い眠り」「苦しい眠り」では、免疫力の向上はおろか、健康寿命の延伸も期待できません。

質の良い睡眠を実現するためには、就寝前にできるだけリラックスをして、副交感神経を優位にする必要があります。寝る前にスマートフォンやタブレット、パソコンやテレビなどを見ていると、脳が刺激されて気持ちが高ぶり、交感神経が活発になって入眠が妨げられてしまいます。

また、起床の際は、できるだけ太陽光を浴びることが大切です。

太陽の光を浴びることで体内時計がリセットされて、ちょうど就寝する頃に、良質の睡眠を確保するためのホルモンであるメラトニンが分泌されるので、しっかりと眠れるようになります。

体からのサインに耳を傾ける

私たちは心身共に疲れ果ててしまうと、大勢で騒ぐことが嫌で、一人になりたくなったり、静かな場所に行きたくなったりするものです。

「あ～、温泉に行きたい！」なんて思うのは、心身が疲れている証拠。どこに行けば心や体が癒やされるのかということを、私たち人間は、本能で理解しているのです。

しかし、「寝たいけれど、まだ仕事が残っている」「体がだるいけれど、休んでいられない」と、体が出す「休め」のサインに逆らって無理を重ねるから、ストレスが溜まってしまうということが、私たち現代人には多々あるのではないでしょうか。

そうした無理が、どんどん免疫力を下げていきます。

外からの情報に振り回されない

私たち現代人は、体からのサインを無視して、外からの情報に惑わされやすいようです。

「新しい生活様式」が求められている今、もう少し「自分の内なる声」に、じっくりと耳を傾けてみませんか？

たとえば毎日の食材選びでも、テレビなどのメディアで評判だから選ぶのではなく、スーパーマーケットでなんとなく「今日はこの食材が気になる」と思ったら、迷わずそちらを選びましょう。

「体の声」が、あなたに今必要な栄養素を教えてくれます。

巷《ちまた》で「健康によい」と言われているものを食べても、あなたに合うかどうかはわかりません。

他人の情報より自分の体の意見、心の声を聞くほうがぜったい確実です。

暴飲暴食なんて、そう何度もできるものではありません。10代ならまだしも、1週間ずっと油っこいものを食べ続ける人は、さすがに少ないはずです。

「昨日は油っぽいものだったから、今日はあっさり」「肉が2日続いたから、今日は魚」など、体が上手にバランスをとっているのです。

外からの情報に振り回されず「内なる声」に忠実になる。点ではなく線や面、立体で考える――そんな習慣を身につけてみましょう。

細菌やウイルスと共に生きてゆく
――新しい生活様式のススメ

健康を保つためには腸内環境を整えることが注目され、「善玉の腸内細菌を増やそう」というのも、一般的に広く知られるようになりました。

実は、皮膚にも常在細菌がいて、病原菌などから守ってくれています。その代表的な2つを紹介します。

1つめは「表皮ブドウ球菌」です。表皮ブドウ球菌は汗や皮脂を餌《えさ》にグリセリンや脂肪酸をつくり出します。脂肪酸は肌を弱酸性に保ち、抗菌ペプチドをつくり出すことで、黄色ブドウ球菌の増殖を防ぎます。

表皮ブドウ球菌が出すグリセリンは、皮膚の保湿などバリア機能を保つ役割があり、「美肌菌」とも呼ばれるほどです。

2つめは、「黄色ブドウ球菌」で、皮膚表面に存在します。通常は問題ありませんが、ブドウ球菌の中では病原性が高いため、傷を受けた皮膚をそのままにしておくと化膿《かのう》し、悪化させてしまいます。

これら2つの常在細菌は、それぞれ存在する菌のバランスが壊れたときに皮膚のトラブルに発展します。そのため、表皮ブドウ球菌を減らさないようにすることが、非常に大切です。表皮ブドウ球菌は皮膚のいちばん表面にある角質層に存在しているため、無理に角質を落とすような頻繁の手洗いや1日に何回ものアルコール消毒は、ぜひやめてほしいのです。

表皮ブドウ球菌を減らさないように保つことは、病原性の強い黄色ブドウ球菌の繁殖を防ぐことにつながり、皮膚のバリア機能を保つ意味で、とても重要なのです。

さあ、**細菌やウイルスと共生していく時代の始まり**です。

そもそも薬もワクチンもない太古の昔から、人類はそうやって生き延びてきました。免疫力が枯渇しないかぎり、私たちが完敗することはありません。

むやみに薬やワクチンで外敵を抑え込むのではなく、いったん細菌やウイルスを体に入れて解析し、抗体をつくる。そして同じ病気にかからない体をつくる――それが私たちの「免疫力」です。

この仕組みがしっかりと機能するように、体と心をメンテナンスし続ける。それが、これからの時代の「新しい生活様式」であると、私は確信しています。

加藤式

新しい生活様式

- ☑ ちょっときついくらいの運動を心がける
- ☑ 動物性たんぱく質たっぷりの「肉」を食べる
- ☑ 完璧な栄養食「卵」を食べる
- ☑ 除菌のしすぎは要注意
- ☑ 1日1回は湯気のたっぷり立つお風呂に入る
- ☑ 薬に頼りすぎずにまずは体の声を聞く
- ☑ 体調が悪いなと思ったら無理をせず体を休める
- ☑ 温泉に行く
- ☑ とにかく笑う
- ☑ 質のよい睡眠を7時間しっかりとる
- ☑ 「内なる声」に忠実になる

おわりに

本書を最後まで読んでいただき、ありがとうございます。
実際に、「肺ストレッチ」を行なってみて、いかがでしたか？
毎日の生活に、「肺ストレッチ」を取り入れていただければ、こんなにうれしいことはありません。

家に閉じこもってばかりいて体を動かすことがなかった人、ずっと座りっぱなしの人には、急に体を動かすことはキツイかもしれません。しかしそんな方も、できるだけがんばって、毎日「肺ストレッチ」をしてみてください。

年齢を重ねれば重ねるほど、毎日の運動の積み重ねが、その後に生きてきます。免疫力を上げて病気にならないため、そしていつまでも杖に頼らずに元気に自分の脚で歩いていられるようにするために、運動は本当に大切です。

ところで「ステイホーム」をしているときは、あまり食欲もなく、眠りも浅かったのではないですか？　それは体を動かしていなかったからです。運動不足が原因です。

「肺ストレッチ」をして、今まで使っていなかった筋肉を使うことで、自然に食欲がわいてきて、ぐっすり眠れるようになるはずです。

実際、私の母は現在88歳ですが、「肺ストレッチ」を2週間続けたくらいから体調が変わってきました。「眠れない」と言っていたのが、朝までぐっすり眠れるようになり、食事の量も増えました。「お肉が食べたい」なんて言うようにもなったのです。いくつになろうが「もう年《とし》だから」と諦める必要はないのです。

いつ始めても、やればやっただけ、筋肉は応えてくれます。今の体から10歳くらい若返るなんてことも、決して難しくはありません。あきらめないで、続けていきましょう。

2020年は未知のウイルスの大流行という、今まで経験したことのない出来事が起こりました。

しかしこれは、ウイルスとの共存時代の始まりにすぎないのかもしれません。グローバル化で世界中の人たちが絶えず行き来している現代では、次のパンデミックが、いつやってきても不思議ではありません。

そんな時代を乗り越えていくために、今こそ備えるときです。今こそスタートするときです。

「肺ストレッチ」を毎日の習慣にして、どんな時代でも生き生きと元気でいられるように、免疫力と自然治癒力がしっかり機能する体を、今からつくり上げていきましょう。

加藤雅俊

【参考文献】

『肥満がいやなら肺を鍛えなさい』加藤雅俊（日本文芸社）
『10秒のリンパストレッチで全身がみるみるやせる！』加藤雅俊（ＰＨＰ研究所）

【著者紹介】

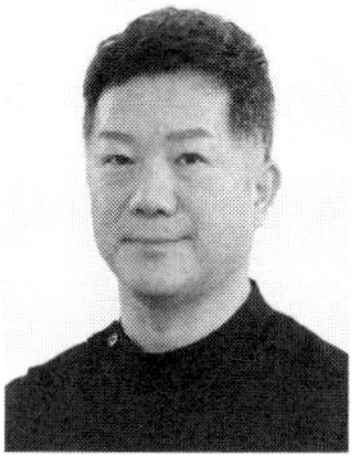

加藤雅俊（かとう・まさとし）

ミッツ・エンタープライズ株式会社 代表取締役。

JHT 日本ホリスティックセラピー協会会長。

JHT 日本ホリスティックセラピストアカデミー校長。

予防医療家。薬剤師。体内環境師®。

症状に対して食事や運動、東洋医学など、薬に頼らず多方面からアプローチする医療を目指す「ホリスティック」の理念を日本で初めて唱えた第一人者。1995 年に総合的な予防医療を目指し起業。著書に『Dr. クロワッサン 新装版 リンパストレッチで不調を治す！』（マガジンハウス）、『1 日 1 分で血圧は下がる！』（講談社）ほか多数。著書累計 230 万部を突破。

〈加藤雅俊から直接学べるセミナーやストレッチ教室を随時開催〉
JHT 日本ホリスティックセラピストアカデミー
http://www.jht-ac.com/

YouTube チャンネル
「加藤雅俊の体内環境塾」

肺炎で死にたくなければ
朝・夜1分の「肺ストレッチ」で肺を鍛えなさい！

2020 年 12 月 1 日　第 1 版第 1 刷発行

著　者　加藤雅俊
発行者　櫛原吉男
発行所　株式会社PHP研究所
京都本部　〒601-8411　京都市南区西九条北ノ内町 11
教育出版部　☎075-681-8732（編集）
家庭教育普及部　☎075-681-8554（販売）
東京本部　〒135-8137　江東区豊洲 5-6-52
普及部　☎03-3520-9630（販売）
PHP INTERFACE　https://www.php.co.jp/
印刷所
製本所　図書印刷株式会社

ISBN978-4-569-84807-5